腰椎间盘突出症的自我疗法

主　编　王海泉　熊建平　孟迎春
副主编　费依合　王　伟　马晓凤
编　委（按姓氏笔画排序）
　　　　马晓凤　王　伟　王海泉　张亚微
　　　　尚　颖　罗萌萌　孟迎春　费依合
　　　　程　宽　熊建平

U0335051

中国中医药出版社
·北　京·

图书在版编目（CIP）数据

腰椎间盘突出症的自我疗法 / 王海泉，熊建平，孟迎春

主编 . —北京：中国中医药出版社，2020.4

ISBN 978-7-5132-5904-0

Ⅰ.①腰…　Ⅱ.①王…　②熊…　③孟…　Ⅲ.①腰椎—椎间盘突出—中医治疗法　Ⅳ.① R274.915

中国版本图书馆 CIP 数据核字（2019）第 276128 号

中国中医药出版社出版

北京经济技术开发区科创十三街 31 号院二区 8 号楼

邮政编码　100176

传真　010-64405750

三河市同力彩印有限公司印刷

各地新华书店经销

开本 710×1000　1/16　印张 15.75　字数 229 千字

2020 年 4 月第 1 版　2020 年 4 月第 1 次印刷

书号　ISBN 978-7-5132-5904-0

定价　58.00 元

网址　www.cptcm.com

社 长 热 线　010-64405720

购 书 热 线　010-89535836

维 权 打 假　010-64405753

微信服务号　zgzyycbs

微商城网址　https://kdt.im/LIdUGr

官 方 微 博　http://e.weibo.com/cptcm

天猫旗舰店网址　https://zgzyycbs.tmall.com

如有印装质量问题请与本社出版部联系（010-64405510）

自 序

　　小时候在农村老家，因为父亲患胃溃疡，夜里常常被父亲痛苦的呻吟声、呕吐声惊醒，看着父亲痛苦的样子，我只能用我的小手为父亲捶捶背。有一次我问："为什么不去看先生（老家对医生的尊称）啊？"父亲说："看不好呀！"

　　我心里就想："看不好病那先生是干什么的？"这个问题一直伴随着我到高考报志愿的时候，我把志愿表从头到尾填满了医学院校。从医近30年了，这句话一直激励着我不停地在医学领域求索，我从一个农民的儿子成长为治疗腰椎间盘突出症的专家，骨子里对农民的感情很深，他们仿佛就是我的邻居大爷大娘、兄弟姐妹，"得了腰椎间盘突出症怎么办？"他们同时面对着知识的困惑、选择的困惑、经济的困惑、恐怕被骗的困惑等，真想有机会用自己的浅薄知识和他们"拉拉"，让他们用最小的代价治好腰椎间盘突出症，并预防复发。从医近30年，我付出了汗水，也收获了喜悦，父母健在，儿女双全，正高六年，财务自由，还是年轻的山东省名中医，但总觉着虚度了不少光阴，想起高中时写过的一篇作文《论知足常乐》，16岁的我写道"在生活上知足才能常乐，在事业上不知足才能常乐"也就是今天自己心情的写照。

　　通过临床近30年的摸索与总结，我发现腰椎间盘突出症有两大特点，那就是遗传性和可吸收性。下面我讲述几个真实的案例。16年前的冬天，我们门诊来了一位五十多岁的女性，患腰椎间盘突出症多年，因此次疼痛难忍，特来诊治，该患者身高一米六多点，陪她来的女儿身高却有一米七四，问女孩父亲多高，女孩说一米七五。

出于职业的敏感我就顺口跟她说："你要注意呀！很可能也得腰椎间盘突出症！"因为根据一般规律，女儿的身高在父母身高的平均数左右正好，可她几乎跟她的父亲一样高了，本来母亲的椎间盘就有突出，她的椎间盘可能也不太好，而她又太高了，椎间盘的质量就可能更差。她听后面露难色，一脸狐疑。也难怪，人家正值青春年华，你说人家可能要得什么病，人家肯定不愿意。我提醒她平时多加注意腰椎的保养。去年夏天我在门诊上班，已是孩子妈妈的她一手护腰，歪着身子踉踉跄跄地进来了，我一眼就认出了她。看她的样子基本可以判断是腰椎间盘突出症，结果CT检查怀疑"脊膜瘤"，经过磁共振检查确诊就是巨大型的腰椎间盘突出，突出约13毫米，这是我从医以来见过的第4例突出超过10毫米的患者！经过了解，她这十几年来上班坐着，下班开车，几乎没有体育锻炼，更没有采取相应的预防措施。她沮丧地说，当年没把我的话当回事，没有采取相应的预防措施，造成了如今的痛苦，也是后悔至极！我和她解释当年为什么会那么说，如果她那个时候足够重视并稍加注意，这一切是完全可以避免的。这个病人经过一段时间的治疗，症状基本消失，我告诉她平时的注意事项以及锻炼预防的方法，至今没有复发。这样的例子层出不穷，就在前几天，门诊来了一对母女，都是因为腰痛就诊，症状基本相似，都是腰痛伴有左侧下肢放射痛，母亲60岁，家庭妇女，女儿30岁，从事会计工作，产后2年。我拿起她们的腰椎CT片子一看，突出的位置和形态惊人地相似，只是母亲退行性变更为明显，椎管矢状径也比女儿的略窄。通过临床上一个个真实的例子，我发现颈腰椎病有遗传倾向，我们不难发现，在田间耕作了一辈子的辛苦劳作者，腰椎可能没有多大问题，而在办公室工作轻松的上班一族腰椎却并不是很好，为什么会出现如此怪像呢？那就是先天发育不好占很大因素。通过我的一个课题"长期使用电脑对颈腰椎健康的影响及预防措施干预"，更加验证了我的猜想，遗传因素与颈腰椎病的发病的确有很大的相关性。总之，遗传因素在个体生命的全过程中起到了好或不好但又举足轻重的作用，不容我们小觑。第二个特点就是可吸收性，其实椎间盘的髓核含水量很大，30岁的年轻人髓核里约有80%的含水量，即使年龄稍大些髓核里的含水量也高达75%。2015年的春天，我们门诊来了一位坐着轮椅来的男性中年患者，由于腰痛剧烈，难以站立，只得取坐位，看他的磁共振报告显示，腰椎间盘脱出14毫米，这个脱出物可以说相当大了。通过在我门诊治疗，症状极大缓解。2017年底，又做一次磁共振，腰椎间盘脱出只剩3毫米。这令他大吃一惊，不停地说这么神奇，不断夸赞我医术高超。作为医者，我对这个"怪象"阐释一下，那就是脱出的髓核得不到很好的濡养，慢慢地就会脱水萎缩。就好比一棵植物长期得不到水的滋养，就会慢慢地萎缩凋谢。用这般通俗易懂的语言来解释腰椎间盘脱出物的可吸收现象也就不难理解了。

我认为绝大多数腰椎间盘突出症保守治疗就可以治愈，那是2004年的春天，一位患者由于腰痛难忍，准备做手术，刚上手术台，想起做手术前医生告知他手术带来的风险，以及预后的不可测性，让他内心充满了极大的恐惧，医生们一切准备就绪，结果他猛地一跳，裹着手术铺巾跑了出来，边跑边喊，死活不做手术。他这一举动不仅把医生惊呆了，也把家人吓坏了，这下不做手术了怎么办！事后经他朋友的介绍来我门诊保守治疗试试看，他朋友曾经落枕来我门诊一次就治疗好了，所以对我的医术很信任。他来了以后经过推拿、针灸及一系列理疗，3个星期就痊愈了。我们经常调侃他从手术室跑出来的"壮举"，但正是这次冲动的决定让他避免了一次手术。现在我们成了好哥们，2016年底，我成立中医科治未病门诊时，他带着下属来免费给我门诊装修，装修得极具特色，古色古香，治未病门诊成为了我院最美的门诊，我内心也对他感激不已。到2018

年，已经 14 年过去了，他的腰椎病没有再犯，已经痊愈。通过这个案例我想说很多腰椎间盘突出症完全可以通过保守治疗治愈。还是那句话，既然能够舒舒服服地治病，为何还要选择挨那几刀呢？

回顾走过的路，那时候所谓的经验就太肤浅了，当我治疗过 10 余万患者之后对于疾病的看法有了很大的变化，有些甚至是颠覆性的观点，感恩这么多年来广大患者对我的信任！我向我的学生强调过：医学生毕业后最好的老师就是患者，他们不断反馈给你的各种信息都是你不断提高和成长的基础！我现在把这么多患者教给我的知识整理后奉献给大家，希望能对广大腰突症患者和有志于腰突症治疗的同道们有所启发！希望大家能更快更好地战胜腰突症的困扰，更好地去创造生活，享受生活！

王海泉于济南海德堂

2019 年 11 月 11 日

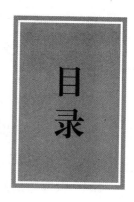

目录

第1章 腰椎间盘突出症的相关基础知识

第2章 腰椎间盘突出症的自我治疗

第3章 其他治疗方法的选择

第1章

腰椎间盘突出症的相关基础知识

1

◇◇◇

什么是腰椎间盘突出症？

　　现在有这样一句俗语，也常用来自我调侃、自我解嘲，"能力不突出、业绩不突出，就是椎间盘突出"，说的就是腰椎间盘突出症。到底什么是腰椎间盘突出症呢？人类在认识这个疾病的过程中有什么故事呢？且听我慢慢道来。

　　正如人类认识大自然的过程一样，人们对腰椎间盘突出症的认识也经历了一个复杂的过程，在 18 世纪人们已认识坐骨神经痛和腰腿痛，这时从解剖学上虽然已经了解了椎间盘组织的存在，但并没有意识到腰腿痛症状是由椎间盘突出引起的。后来人们认为坐骨神经痛的根源在腰椎椎管内的病变，突出的椎间盘被当作椎管内肿瘤切除后，坐骨神经痛的症状就会减轻或消失。直到 1932 年，美国青年医生巴尔在观察一例"椎管内肿瘤"的病理切片时发现有软骨细胞，进一步观察其他"椎管内肿瘤"，发现大部分不是肿瘤，而是突出的腰椎间盘，由此提出了腰椎间盘突出是腰痛和坐骨神经痛的主要原因。我国已故天津医院骨科主任、骨科奠基人之一方先之教授于 1946 年开始开展腰椎间盘突出症手术治疗，并对该病作了详尽的介绍。

　　腰椎间盘突出症是临床上常见的腰部疾患之一，在人群中的发病率约为 15.2%，我称之为"最常见的大病"。其发病主要是因为腰椎间盘各部分，尤其是髓核有不同程度的退行性改变，在各种外力的作用下，椎间盘的纤维环破裂，髓核组织从破裂处突出，使相邻的神经根、脊髓等遭受刺激或压迫，从而产生腰痛、一侧或双侧下肢疼痛、麻木等症状。腰椎间盘在整个脊柱结构中就像自行车的轮胎一样是"易损件"，尤其是腰 4/5 椎间盘。

　　腰椎间盘突出症的发生，可归结为内在与外在两种因素的共同作用，内在因素是腰椎间盘的退变；外在因素不外乎外伤和受凉，外伤包括急性扭伤和慢性劳损，其主要的病理变化是纤维环的破裂和髓核突出，由此对神经产生化学性的刺激和物理压迫而产生腰腿痛等一系列的症状。

　　腰椎间盘突出症从形态上可分为三种类型，我在临床上面对病人的提问的时候往往打个这样的比方：椎间盘的结构和肉火烧有点相似，椎间盘外有纤维环内有髓核，肉火烧外有皮内有肉馅，有个同学买了个肉火烧来准备当午饭，放到了椅子上，一个同学没有注意一屁股坐了上去，大家看肉火烧会发生几种变化？

　　（1）膨出：髓核未突破纤维环，纤维环整体移位后压迫相邻组织。此型最轻，最易于恢复。这就相当于那个肉火烧在屁股的压迫下膨大了一圈，但皮没有破，肉馅没有突出来。这样理解就好办了，以下类推。

　　（2）突出：髓核突破纤维环，刺激、压迫周围组织。此型最常见，一般保守治疗能够恢复。这就相当于那个肉火烧在屁股的压迫下皮破了，肉馅突出来了，但没有掉出来。

　　（3）脱出：突出的髓核较大，仅与原位组织有少许连接，突出物进入椎管内并下垂或上移。此型较少见，保守治疗较困难，在保守治疗无效的情况下宜尽早手术治疗。这就相当于那个肉火烧在屁股的压迫下不但皮破了，肉馅还掉出来了。

　　根据髓核突出的方向可分为：

　　（1）单侧型：产生单侧下肢症状，此型最为多见。

　　（2）双侧型：出现双侧下肢症状。

　　（3）中央型：可压迫马尾神经，可出现会阴部麻痹及大小便障碍等症状。

　　腰椎间盘突出后可继发腰椎生理曲度变直、后凸、侧弯、椎间隙变窄、椎体边缘骨质增生、椎管狭窄等一系列改变。由于腰椎生理平衡的破坏，还可引起腰部周围软组织的损伤，如第三腰椎横突综合征、臀上皮神经损伤、梨状肌综合征、骶髂关节损伤等病变，使许多病人反复发作，迁延不愈，给病人带来极大的痛苦。该病是腰骶部病变中最常见的疾病。

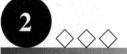

脊柱的结构及功能是怎样的？

脊柱是人体的中柱，就是"大梁骨"，结构复杂，具有负重、保持人体平衡、运动、保护脊髓和内脏的功能。具体说来有：支持和稳定头部和上肢，供肋骨附着；能做较大幅度的前屈、后伸、侧屈和旋转运动，保证人体在日常生活中进行复杂的活动；能缓解体外及身体各部传来的冲击力及震荡，以保护脊髓、脊神经根、胸腔脏器和腹腔脏器。脊柱在幼年时有32～34块，即颈椎7块、胸椎12块、腰椎5块、骶骨5块、尾椎3～5块。成年后骶椎和尾椎分别融合为1块骶骨和1块尾骨，此时椎骨只有26块。（图1-1）

脊柱是身体的支柱，上部长，能活动，类似支架，悬挂着胸壁和腹壁，下部短，相对比较固定，身体的重量和所受的震荡即由此传达到下肢，脊柱由脊椎骨及椎间盘组成，共同完成人体躯干的前屈、后伸、侧屈、旋转及各种复合运动。但这些功能的顺利完成取决于脊椎骨和椎间盘的完整，相关韧带、肌肉与脊椎骨关节间和谐的运动。

椎体为椎骨前面的短圆状骨块，是构成脊柱的基础和支持体重的主要部分，表面为一层较薄的骨密质，内部由骨松质构成，在垂直与屈曲暴力的作用下，易造成压缩性骨折。椎弓位于椎体的后方，呈半环形，两端位于椎体，与椎体后面共同围成椎孔。全部椎骨的椎孔叠加成一条纵形的椎管，管内有脊髓及被膜。椎弓与椎体相连的部分为椎弓根，椎弓根的上下

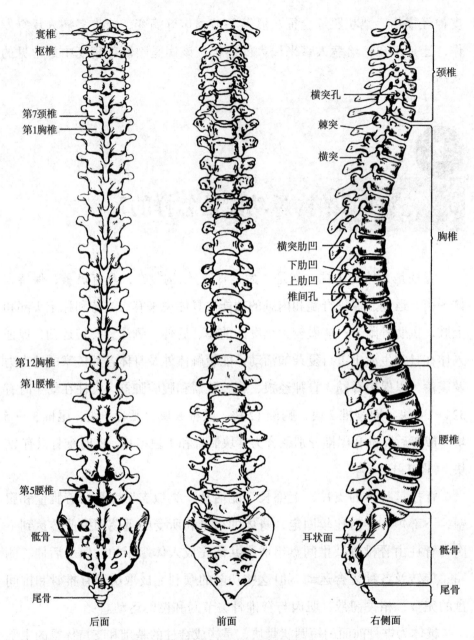

寰椎
枢椎

第7颈椎
第1胸椎

横突孔
棘突
横突

颈椎

横突肋凹
下肋凹
上肋凹
椎间孔

第12胸椎
第1腰椎

胸椎

第5腰椎

腰椎

骶骨

耳状面

骶骨

尾骨

尾骨

后面   前面   右侧面

图 1-1 脊柱的结构

缘各有一切迹，分别称为椎骨上切迹和椎骨下切迹，相邻的两个椎骨切迹形成椎间孔，是脊神经的通道。椎弓其余部分较宽称椎板。每个椎弓伸出7个突起，向后伸出的为棘突，向两侧伸出的一对为横突，向上、下方各伸出一对分别为上关节突和下关节突。相邻两椎骨的上、下关节突形成关节突关节。

　　椎骨的连接（除第 1、2 颈椎间连接和骶、尾骨的连接外）可分椎体间连接和椎弓间连接两大部分。椎体间连接有椎间盘和前、后纵韧带，椎弓间连接有关节突关节和相关韧带。椎间盘有承受并均匀分配椎体间的压力，减轻脊椎之间的震荡和保持脊椎的弹性和稳定性的作用。故椎间盘易发生退行性变，尤以颈、腰椎多见。突出的椎间盘压迫硬膜囊和神经根，引起充血、水肿、粘连，病人会出现局部及神经分布区域的临床症状。

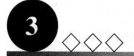

3

脊柱的生理曲度有什么意义？

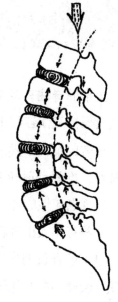

　　正常成年人脊柱的长度约 70 厘米，女性和老人稍短，在前后方向有 4 个生理性的弯曲，自上而下分别为颈曲、胸曲、腰曲和骶曲。这 4 个生理弯曲是直立位行走的哺乳动物特有的，使脊柱如同一个大弹簧，可有效地增加缓冲震荡的能力，加强姿势的稳定性。（图 1-2）

　　脊柱的颈曲和腰曲凸向前方，胸曲和骶曲凸向后方。在胚胎早期，脊柱呈"C"形弯曲，人出生时颈部稍向前凸，而腰部几乎是直的，胸部和骶部则保持原来的弯曲。当婴儿出生后 2 ～ 8 个月开始抬头、端坐时，颈部脊柱发生变化，逐渐形成永久性的颈曲，这可使头在身上保持平

图 1-2　腰椎的生理曲度

衡；当婴儿八九个月开始爬行时，腹部的重量下坠使腰曲逐渐形成，您可以想象一下爬行的婴儿，头抬着逐渐形成颈曲，肚子下坠着腰部塌下去形成腰曲，因此爬行是人类成长过程中的重要环节，对颈腰椎的健康尤其关键。现在许多独生子女在要爬的时候被抱的机会多，稍大点就放到学步车中，这些都不利于颈腰椎，也是为什么现在颈腰椎病发病多的原因之一。

在老年人，因髓核脱水，椎间盘逐渐退化而椎间隙变窄，颈曲和腰曲逐渐消失，胸曲逐渐加大，从而形成老年性驼背。人们长期从事低头伏案工作或弯腰搬物工作，可使颈曲和腰曲的生理曲度变直，从而改变相应的椎间隙及椎间孔而产生腰痛并可牵涉头部、上肢、下肢等相关神经分布区域。

此外，脊柱的胸段还常有轻度向右侧弯，这是由于常用右手工作，右上肢肌肉的牵拉及主动脉弓和降主动脉上部对脊柱压迫所形成的。在发生腰椎间盘突出时，也常常是向左侧突出，压迫左侧神经根而表现左侧下肢的症状。

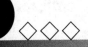

4

腰椎生理曲度变直说明什么问题？

正常的脊柱有四个生理弯曲即颈曲、胸曲、腰曲、骶曲。脊柱的生理弯曲对保持身体各部平衡，缓冲压力有着非常重要的作用。

正常的情况下随着人年龄增长，椎间盘发生退行性变，到老年时因髓核脱水，椎间盘逐渐退化变性而变薄，腰曲可逐渐消失，腰椎生理曲度变直，出现老年性驼背。

一些青年人出现腰椎生理曲度变直，这主要有以下几种原因：

（1）患者长期坐位或一个姿势工作时间太久，出现腰椎周围肌肉韧带劳损，腰椎间关节稳固性降低，出现腰椎生理曲度变直。

（2）腰肌扭伤患者因腰痛剧烈，肌肉、韧带持续痉挛，牵扯腰椎引起

腰椎生理曲度变直。（图 1-3）

（3）腰椎间盘病变患者因椎间盘退行性变，相应椎间隙表现前窄后宽，可出现腰椎生理曲度变直。

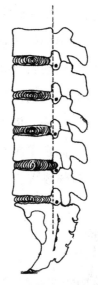

腰椎生理曲度变直，相应各椎体间椎间隙变窄，对椎间盘压力增大，可增加椎间盘病变的发病率。腰椎生理曲度变直，其维持上身平衡及缓冲压力的功能都大大降低，易产生相应疾病。腰椎生理曲度变直是进行腰椎疾病诊断的一个重要依据，也是腰椎疾病产生的前兆。

图 1-3　腰椎生理曲度变直

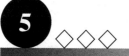

5

为什么会出现代偿性脊柱侧弯?

正常的脊柱外观从后面看是直的，在人患有腰椎间盘突出症以后，人体为了减轻突出物对神经根的刺激，缓解疼痛，常常不自觉地采取一系列自我保护的体位，脊柱的侧弯就是其中的一种。（图 1-4）

脊柱的侧弯方向，既可以是凸向健侧，也可以凸向患侧，这主要取决于突出物与受压神经根的相应位置关系。若突出的椎间盘在神经根的外侧（肩上型），病人脊柱向健侧侧弯时，

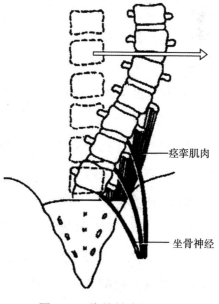

图 1-4　代偿性脊柱侧弯

突出物对神经的刺激减小，疼痛明显减轻；若向患侧侧弯时则有下肢放射痛。若突出的椎间盘在神经根内侧（腋下型），病人向健侧侧弯时，则加重对神经根的刺激而有下肢放射痛，若向患侧侧弯时则疼痛减轻。假如突出的椎间盘顶起神经根，或两者之间有粘连，则无论向患侧侧弯或向健侧侧弯都有疼痛。值得注意的是，以上规律在腰 4/5 椎间盘突出的患者中较为典型，而在腰 5/ 骶 1 椎间盘突出患者中，脊柱侧弯不明显，这主要是由于腰 4 椎体较腰 5 椎体在侧向运动上的灵活度大的原因。

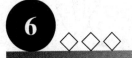

6

腰椎的解剖结构是怎样的?

腰椎是人体脊柱的一个重要组成部分。

腰椎位于脊柱的中段，上连胸椎，下连骶椎。腰椎共有 5 个，每一个椎体都有椎体、椎弓、上关节突、下关节突、横突和棘突组成，腰椎的椎体较颈椎和胸椎的椎体大而厚，主要由松质骨组成，外层的密质骨较薄。从侧面看椎体略呈楔状，横径大于前后径，从上到下逐渐增大。

腰椎在胚胎生长、发育过程中较易形成一些先天性的解剖异常，如先天性的骶椎腰化有 6 个腰椎，先天性腰椎骶化有 4 个腰椎，腰 5 或骶 1 棘突有的未融合而形成脊椎隐裂，腰 3 横突肥大可致第三腰椎横突综合征，腰 5 横突肥大可与髂骨形成假关节，腰椎椎弓根部先天性不愈合可形成椎弓崩解。所有这些先天性的畸形都有可能成为腰部疾病的病理基础，在一定条件下则可诱发腰骶部疼痛、下肢疼痛麻木等。

腰部的肌群是腰椎的动力结构，其相互作用使脊柱腰段产生屈、伸、侧弯、旋转及回旋运动。在直立时，各肌群的张力可维持脊柱处于精确平衡状态。如果某部肌肉出现损伤，就会影响腰椎的稳定性，许多腰椎的病变就是从腰肌劳损开始的。

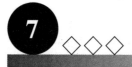

腰椎的正常活动范围有多大?

　　腰椎可以进行的活动有前后方向的前屈、后伸，左右方向的侧屈，水平面上的旋转以及三者同时作用综合形成的环转运动。在上述运动中以前屈的运动最为频繁。腰椎的活动范围在脊柱中比颈椎小一些，比胸椎的活动范围要大得多。这些运动的顺利实现都有赖于椎间盘、椎体、小关节、韧带、肌肉的健康状态，任何组织的病变都可能影响到腰椎的正常活动功能，使某一方向的活动范围受限。因此，通过观察腰椎的活动范围，可以大体了解腰椎各组织的情况，为诊断和治疗提供依据。

　　腰椎前屈的运动就是人们常说的"弯腰"，腰椎活动自如的人在伸膝的情况下弯腰可以用手触到脚面，似乎腰椎前屈可达到120°，但其实弯腰的大部分动作在髋关节，而不是腰椎单独运动的结果，腰椎在后方的后纵韧带、黄韧带、棘间韧带、棘上韧带等的限制下，一般只能前屈45°左右，为整个弯腰活动的 1/3 ～ 1/4。腰椎的前屈是上一椎体下缘在下一椎体上缘表面向前滑动的结果，腰椎后伸运动则是上一椎体下缘在下一椎体上缘向后方滑动，此时主要是因为前纵韧带及后方突起的小关节、棘突等骨性结构的限制，因此后伸范围略小，约为30°。（图1-5）

　　左右侧屈的活动范围约30°，侧屈时椎间隙左右不等宽，韧带的牵拉是主要的限制因素。单纯侧屈的动作日常生活中少见，多见于体育或舞蹈动作中。左右旋转的正常范围为45°左右，日常生活中单纯旋转的动作不少，但多与前屈或侧屈相伴，而前屈又旋转的动作对椎间盘的影响最大，如拖地板的动作，在生活中应该注意。

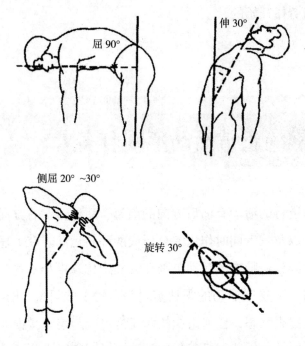

图 1-5 腰椎的正常活动范围

　　腰椎在正常情况下即使活动到最大范围也不会有疼痛的感觉，在腰椎间盘突出症发病时，腰椎的活动就会受到明显的限制，主要是前屈受限，腰椎管狭窄时主要是后伸受限，前屈、后伸活动到一定范围就会表现疼痛或下肢麻木。

　　腰椎的活动范围与年龄成反比，即随着年龄的增长，腰椎的各个方向上的活动范围逐渐减小。一般儿童时期腰椎的活动范围要大一些，尤其是后伸运动，从小经过训练的人可以将这种较大范围的后伸运动保持到成年。因此，腰椎的活动范围与平常的锻炼也有密切关系。体格检查时正常值只作为参考，以病人发病前的活动范围作比较更有意义。

8

腰椎常见的发育变异有几种？这些变异对腰椎的功能有什么影响？

前面讲过，腰椎在发育过程中会出现一些变异，这些变异的发生可能有各种原因，而或多或少都影响腰椎的功能活动。腰椎功能的变化常是发现这些变异的重要线索，有的人腰扭伤了，活动明显受限，到医院就诊，拍 X 线片后医生说"你有 6 个腰椎"，这才发现自己是骶椎腰化。

腰椎的发育变异有腰椎骶化、骶椎腰化、椎弓崩解、腰椎滑脱、脊椎隐裂、棘突游离等，下面分别讲述：

（1）腰椎骶化和骶椎腰化：腰椎骶化是指第五腰椎全部或部分转化为骶椎形态，一侧或两侧的横突及其椎体下端与第一骶椎形成部分或完全的融合，造成腰椎数目为 4 个、骶椎数目为 6 个的状态，有时一侧或两侧第 5 腰椎横突肥大呈翼状，与骶骨融合成一块，并与髂骨嵴形成假关节。骶椎腰化是指第一骶椎向腰椎移行，与第二骶椎分开，形成腰椎样形态，造成腰椎数目为 6 个、骶椎数目为 4 个的现象，国人以腰椎骶化为多见。（图 1-6）（图 1-7）

一般情况下，腰椎骶化和骶椎腰化可不引起任何症状。但由于腰椎骶化时，虽然可增加下腰部的稳定性，但腰椎数目减少，每节腰椎的负担加重；骶椎腰化时腰椎数目增加，腰椎活动范围及杠杆作用加大，使腰

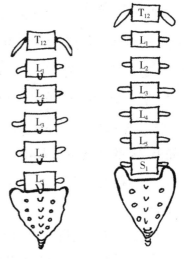

图 1-6　腰椎骶化　　图 1-7　骶椎腰化

椎稳定性减弱，加重腰部肌肉、韧带的负荷，使得腰部肌肉、韧带容易发生劳损，增大外伤的机会；腰椎骶化两侧不对称使腰椎两侧负重不对称，导致肌肉、韧带、小关节的损伤、退变，逐渐产生症状。这种先天性变异虽然从小就有，但在青少年时期腰部肌肉发育坚强有力，故几乎没有症状，随着年龄的增长，肌肉力量减弱，加之长期劳损，往往在成年后才出现症状。

　　腰椎骶化和骶椎腰化最常见的症状是下腰痛，劳累后加重，休息后减轻。主要原因是假关节周围的韧带、肌肉等软组织慢性劳损出现充血、水肿、渗出、增厚而压迫或刺激神经。另外，假关节难以吸收外力所引起的震荡，造成损伤性关节炎。

　　（2）椎弓崩解：由于先天性发育异常，也有少数是由于外伤骨折、慢性损伤等原因使腰椎一侧或两侧的椎弓根或峡部间骨质连续性中断，称为峡部不连或椎弓崩解。正常人腰椎上椎体的下关节突与下椎体的上关节突相互交错，防止腰椎向前滑脱。如果单侧或双侧椎弓峡部崩解，腰椎的稳定性就会明显减弱，局部软组织就容易发生劳损，即使轻度的外伤，或积累性劳损，也可使腰椎的椎体向前滑脱移位。（图1-8）

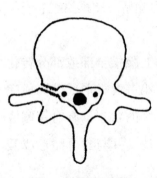

图1-8　椎弓崩解

　　（3）腰椎滑脱：患者的主要症状有长期反复下腰痛，有时疼痛放射至腰骶部，甚至可放射到下肢。站立、行走、弯腰、负重时疼痛加重，卧床休息时减轻。极少数患者可出现马尾神经受压的症状，下肢乏力，马鞍区麻木，大小便功能障碍，甚至发生不全性瘫痪。如果仅有椎弓崩解而无滑脱者，有时无症状，有的出现轻微的下腰痛，能从事一般劳动。（图1-9）

　　（4）脊柱隐裂：患者自出生后就有这种缺陷，但约80%以上的患者始终没有任何症状，

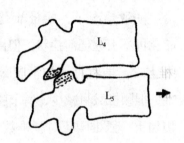

图1-9　腰椎滑脱

常因体检或其他疾病拍片时偶然发现。仅有少数患者
到成年后可有轻微的腰痛，检查时可见局部皮肤有一
小的凹陷或有色素沉着或有汗毛丛生，并无功能障碍。
产生症状的原因是该处棘突缺如或游离棘突使腰背肌
及棘上韧带、棘间韧带失去附着点或附着不牢固，减
弱了腰骶关节的稳定性，该部位负重和活动不平衡易

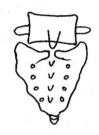

图 1-10　脊椎隐裂

使韧带、肌肉、关节囊及关节面发生劳损，使原来较为隐蔽的症状逐渐
显露出来。这时一般不需要特殊治疗，适当增加腰背肌锻炼，增强腰部肌
力，以弥补局部脊柱稳定性的不足。（图 1-10）

　　这些发育变异就像是"兔唇"一样，是发育过程中出现的问题，童年
的时候可能表现为"尿床"，年轻力壮的时候可能没有任何表现，但毕竟
是腰椎质量的缺陷，出现发育变异的人比正常人更容易发生腰椎间盘突出
症等腰部疾病。而且这些发育变异也是有一定规律的，往往在腰骶部有一
片巴掌大小的汗毛丛，有一次检查一个患腰痛的美女病人的时候，她的腰
骶部就有一丛汗毛，我顺口就问道："你小时候尿床吗？"把人家问蒙了，
反问我："你怎么知道的？"

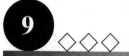

9

腰椎棘突偏歪就是腰椎有病吗？

　　棘突由两侧椎板在中线处汇合向后形成，其末端膨大，下方如梨状。
腰椎棘突具有杠杆作用，肌肉韧带附着其上可明显增加脊柱的坚固性和稳
定性。腰椎的棘突宽并且垂直向后，在尾部有棘上韧带附着，棘突间有棘
间韧带附着，很难发生病理性的棘突偏歪，大约有一半的正常人在 X 线片
上可出现生理性的棘突偏歪，其尾部常扭曲 10° ～ 20°。因此，在查体

时发现腰椎棘突偏歪不一定是腰椎有病，不能以此作为诊断治疗的依据，应结合病史、体征、物理检查的结果综合分析。现在还有一些有关的书把棘突偏歪作为腰椎间盘突出症的体征是不确切的。更有甚者描述整复手法时说"用手顶住偏歪的棘突"云云，更是无稽之谈，等他多看点腰椎的 CT 片子就知道太多人的棘突天生就是不正的！

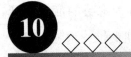

腰椎的椎管狭窄有什么临床意义？

　　腰椎的椎管由各个腰椎的椎孔及其间的连接组织构成，容纳脊髓及其被膜、脊神经和马尾神经。腰椎椎管前壁为椎体、椎间盘后面及后纵韧带，椎管的后壁为椎板和黄韧带。椎管前后壁借外侧角分界，左右外侧角的两边是椎弓根，它伸入椎间孔。当椎间盘突出或椎间关节发生炎症时都可使外侧角变小，影响神经根和硬膜囊的外侧部。

　　腰椎椎管是由各个腰椎的椎孔相连而成的。椎孔有两个径，矢状径是自椎体的后缘至两椎板联合处内缘的最长距离，椎孔横径为两侧椎弓根向外突出的内缘间最宽距离。以矢状径距离最有临床意义。一般认为如果矢状径为 10～13 毫米即可划分为相对椎管狭窄。如果有椎间盘膨出或椎体后缘骨刺 2 毫米可发生神经受压迫症状。椎管矢状径为 10 毫米或更小者为绝对椎管狭窄，临床上称为腰椎管狭窄症。当然要结合临床症状来看，如果椎管矢状径小于 13 毫米，且有椎管狭窄的症状和体征，也可下腰椎管狭窄症的诊断。有的椎管矢状径小于 10 毫米，但无临床症状和体征，即使诊断为腰椎管狭窄症也无任何临床意义。腰椎管狭窄症的诊断还应看椎管的横径，有的病人矢状径大于 13 毫米，但有黄韧带肥厚钙化，挤压硬膜囊也可出现腰椎管狭窄。

腰椎管狭窄症的病人椎管内的储存空间，包括硬膜外腔和蛛网膜下腔完全消失。大多数原发性腰椎管狭窄症的病人，在青壮年时期就会出现神经根或马尾神经受压的症状，与后天因素关系不大，以腰 3 的椎管矢状径最小。继发性腰椎管狭窄症的病人，如腰椎间盘突出后形成的椎管狭窄，多在突出的椎间盘变位后症状消失。

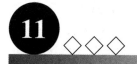

11 ◇◇◇
腰椎间盘突出症主要危及哪些神经？

腰椎间盘突出症产生的临床症状最主要的是神经受损，累及腰骶神经丛，牵扯的神经有：窦椎神经、股神经、闭孔神经、坐骨神经，所产生的症状都是以上神经支配区的运动及感觉障碍。

股神经来自腰 2 ～腰 4 脊神经，是腰丛各支神经中最粗的，在髂凹内行走于腰大肌与髂腰肌之间，发出肌支分布于腰大肌和髂腰肌，通过腹股沟韧带到大腿后，立即分为 3 支，并支配其分配区的肌肉及皮肤：①股四头肌肌支。②隐神经，分布于膝下方，小腿前内侧面至足的内侧缘。③前皮支，分布于大腿前面。当腰 3/4 椎间盘突出时即可损伤股神经，表现腹股沟和大腿前面的疼痛不适或感觉异常。

闭孔神经来自腰 2 ～腰 4 脊神经，自腰大肌走出即降入小骨盆内，经闭孔内膜管出骨盆，分为两终支：①前支：自闭孔外肌之前出骨盆行于耻骨肌、长收肌之后和短收肌之前，末梢为皮支，分布于大腿内侧面的皮肤，有时过膝到小腿内侧。②后支：行于短收肌与大收肌之间。闭孔神经支配闭孔外肌、耻骨肌、内收肌及股薄肌，并分布到髋关节。当突出侵害到闭孔神经时可表现为臀部深层等部位的疼痛或麻木。

坐骨神经来自腰 4 ～腰 5 神经根和骶 1 ～骶 3 神经根，是所有神经中最粗者。坐骨神经经梨状肌下孔出骨盆到臀部，在臀大肌深面向下行，依次横过闭孔内肌、上下籽肌及股方肌的后方，支配这些肌肉，并沿大收肌后面、半腱肌、半膜肌、股二头肌之间下降，途中发出肌支至大腿的屈肌。坐骨神经在到腘窝以前分为胫神经和腓总神经，支配小腿及足的全部肌肉以及除隐神经支配区以外的小腿与足的皮肤感觉。

坐骨神经痛是腰椎间盘突出症的主要症状，坐骨神经实际上是由腓总神经和胫神经组成，这两根神经从起始部至腘窝以上由结缔组织总鞘将其包绕于内，但两神经的纤维并不是交叉连接在一起的。坐骨神经大多数经梨状肌下孔出骨盆至臀部，继而向下经大转子与坐骨结节之间垂直下行至股后部，在人群中坐骨神经在骨盆、臀部存在变异的约占40%。由于坐骨神经或其他部分穿过梨状肌，受肌肉收缩压迫的影响而产生疼痛称为梨状肌综合征。

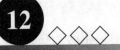

腰椎的韧带有哪些？各有什么临床意义？

腰椎的连接与运动除依赖椎间盘组织外，腰椎的韧带发挥着重要的作用，腰椎主要的韧带有9条，分别为前纵韧带、后纵韧带、椎体侧方韧带、黄韧带、关节囊韧带、横突间韧带、棘上韧带、棘间韧带、髂腰韧带，分别介绍如下：

（1）前纵韧带：位于椎体前面，上起于枕骨底部和寰椎前结节，下至骶骨上半部，韧带的宽窄厚薄各部有所不同。前纵韧带内层纤维与椎间盘外层纤维和椎体的骺环相连，但并不进入椎体。前纵韧带整个看来是一条长而宽的纤维带，非常坚固，它的功能是限制脊柱过伸，连接椎体，保护椎间盘不致于前突。

（2）后纵韧带：位于椎管内，在椎体的后方，上起枢椎向下延伸到骶椎，较前纵韧带窄，含深浅两层纤维，浅层跨越 3～4 个椎体，深层呈"八"字型跨越一个椎间盘，连于相邻两椎体间，"八"字弧形边缘部分紧靠椎弓根部，有椎体血管通过。后纵韧带在椎体后面较松弛，与椎间盘的纤维环及椎体的骺环附着紧密，与椎间盘纤维环外层不能区分，此韧带的中央部较厚而向两侧延展部宽而薄，尤其是在腰 4～骶 1 段，逐渐变窄，故腰椎间盘向外后方突出者较多。后纵韧带具有限制脊柱过屈的作用。

（3）椎体侧方韧带：位于前、后纵韧带之间，纤维较短，起到连接椎体、保护椎间盘的作用。

（4）黄韧带：又称弓间韧带，行走于相邻椎板之间，主要由坚韧的黄色弹力纤维构成。其上面附于上一椎板前面，向外至下关节突面构成椎间关节囊的一部分，再向外附于横突的根部，黄韧带的外侧游离，构成椎间孔的后界。在中线两侧黄韧带之间有少许脂肪，在韧带的正中部有一裂隙，其中有静脉穿过。黄韧带占据椎管背侧约 3/4 的面积，此韧带由上而下增强，以腰部韧带最厚，为 2～3 毫米，此韧带有限制脊柱过屈的作用。

由于外伤或身体钙质代谢的异常，黄韧带可失去其正常柔软和能折起的特性，变为肥厚的纤维组织甚至钙化，这种肥厚和钙化可引起椎管狭窄及神经根压迫，通常发生于腰 4/5 和腰 5/ 骶 1 椎板之间。

（5）关节囊韧带：含有黄色和白色的弹性纤维，其中有一部分黄韧带纤维参与。关节囊韧带包绕在相邻椎体椎间关节的关节囊外面，此韧带比较松弛，便于脊柱运动。

（6）棘上韧带：棘上韧带起于颈 7 棘突，向下止于骶中嵴，在颈部也叫项韧带。棘上韧带在腰部是一条表浅的纤维束状腱性组织，其深部纤维与棘突相连；浅部纤维跨越 3～4 节段与棘间韧带和起自棘突的骶棘肌腱性纤维相连，具有较好的弹性。棘上韧带具有限制脊柱前屈的作用。

（7）棘间韧带：位于棘突间，从上一棘突的基底部到下一棘突的尖部。此韧带前缘接黄韧带，后方移行于棘上韧带，在颈椎和上胸椎处韧带较薄，在腰椎棘间韧带明显增厚。它和棘上韧带具有限制脊柱前屈的作用。

（8）横突间韧带：连接相邻两个横突之间的韧带，此韧带在颈椎部常缺如，在胸椎部呈细索状，腰椎部呈膜状。主要作用是限制脊椎向对侧过度弯曲及加强椎间连结的功能。

（9）髂腰韧带：将下两节腰椎与髂骨相连，此韧带为两部分，即上束和下束。上束起源于第 4 腰椎横突尖，纤维斜向外下方，向后止于髂嵴，为薄的筋膜层。下束起于第 5 腰椎横突尖，纤维斜向外下方，向后止于髂嵴的上束止点前内方，为腱弓样组织，有时下束又分为两股，分别止于骶髂关节的前面及骶骨翼的外侧部分。

13

◇◇◇

腰椎间盘的基本结构是怎样的？

腰椎间盘位于两个椎体之间，是一个具有流体力学特性的结构，由髓核、纤维环和软骨板三部分构成。其中髓核为中央部分；纤维环为周围部分，包绕髓核；软骨板为上、下部分，直接与椎体骨组织相连。整个腰椎间盘的厚度为 8 ～ 10 毫米。（图 1-11）

髓核为一黏性、透明胶状物质，占椎间盘横断面的 50% ～ 60%，在儿童时期髓核与纤维环分界明显，但到老年，髓核水分减少，胶原增粗，与纤维环分界不明显，被包绕在纤维环中通过形变将椎体传来的压力放射状散开，在腰椎运动时起类似轴承的作用。就像一个承重的球，在相邻脊椎骨间的运动中起支点作用，在屈曲和伸展时椎体在不可压缩的凝固胶上面滚动，整个运动过程是在后关节的导引和稳定作用下完成的。正常

人的身高一日之内有变化，这与髓核
的水分的改变有关，晚间较晨起时矮
1.5 ～ 2.4 厘米，在老年人变化较少。

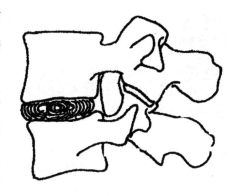

　　此外，髓核在椎体与软骨终板之
间起液体交换作用，其内含物中的液
体可借渗透压扩散至椎体。髓核的营
养依靠软骨终板渗透，后者与海绵质
骨密切相连，椎体的海绵质骨有丰富
的血供，与软骨终板之间无坚质骨相
隔，压力的改变可使椎体内的液体进
行交换。

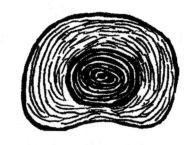

　　纤维环分为外、中、内三层，外
层由胶原纤维带组成，内层由纤维软
骨带组成。纤维环的前侧部分和两侧

图 1-11　腰椎间盘的基本结构

部分最厚，几乎等于后侧部分的两倍，后侧部分最薄，但一般也有 1 ～ 2
层纤维。纤维环斜行紧密分层排列，包围髓核，构成椎间盘的外周部分，
像一盘旋的弹簧，使上下椎体互相连接，并保持髓核的液体成分，维持髓
核的位置和形状。

　　软骨板为透明无血管的软骨组织，在椎体上下各有一个，其平均厚
度为 1 毫米，在中心区更薄呈半透明状，位于骺环之内。软骨终板内无神
经组织，因此，当软骨终板损伤后，既不产生疼痛症状，也不能自行修
复。椎体上下无血管的软骨板如同膝、髋关节的关节软骨一样，可以承
受压力，起保护椎骨、缓冲压力、连接椎体和椎间盘之间并起营养交换的
作用。在幼儿时是椎体骨质的生长区域。腰椎间盘 20 岁以前有血管分布，
其后逐渐消失。其水分含量也逐年降低，胎儿时纤维环、髓核的水分含量
分别为 80% 和 90%，30 岁时分别降至 60% 和 75%。

14 ◇◇◇◇

腰椎间盘有何功能?

腰椎间盘不但是椎体间主要的坚固的连接支持结构,同时又是脊柱运动和消除震荡的主要结构,对保持整个身体正常的生理姿势,进行躯干的各种运动均发挥着特殊的作用,其具体的功能如下:

(1)保持脊柱的高度,维持身高。随着椎体的发育,椎间盘增高,以此增加了脊柱的高度。

(2)连接相邻的两个椎体,并使椎体间有一定的活动度。

(3)使椎体表面承受相同的力。当椎体间有一定的倾斜度时,通过髓核半液态的成分分解压力,使整个椎间盘承受相同的应力。

(4)由于弹性结构特别是髓核具有一定的可塑性,在压力作用下可发生形变,使加于其上的力可以平均向纤维环及软骨板的各个方向传递。

(5)是脊柱吸收震荡的主要结构,起着弹性垫的作用,使由高处坠落或肩、背、腰部突然受力时,通过力的传导与自身形变可缓冲压力,起到保护脊髓及机体重要器官的作用。

(6)维持侧方关节突一定的距离与高度。

(7)保持椎间孔的大小。使神经根有足够的空间通过椎间孔。

(8)维持脊柱的生理曲度,不同部位的椎间盘厚度不一,在同一腰椎间盘其前方厚、后方薄,在胸椎则前方薄、后方厚,使脊柱出现腰椎向前凸、胸椎向后凸的生理曲线。

15

腰椎间孔与神经根的关系如何？

腰椎间孔较宽大，呈不规则三角形，其上下壁为椎弓根，前面为椎体、椎间盘、后纵韧带，后面为后关节及关节囊。神经根通过椎间孔时，周围有一些血管和蜂窝组织。上腰部的椎间孔最大，至下腰部逐渐减小，神经根则逐渐变粗。上腰部神经根与椎间孔截面积之比为 1 ∶ 1.9；下腰部则为 1 ∶ 1.5。腰椎间孔的长度至下腰部也越长。如腰 4/5 椎间孔为 4～6 毫米，而腰 5/ 骶 1 椎间孔则为 10 毫米。（图 1-12）

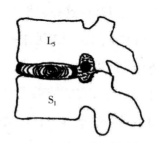

图 1-12　腰椎间孔与神经根的位置关系

脊髓的背根神经纤维和腹根神经纤维，在背根神经节的远端处组合在一起，为混合神经干，腰神经根自马尾神经发出，在椎管内走行一定距离经椎间孔出椎管，因此，神经根在椎间孔处最易受压。当腰椎间盘突出或小关节突滑膜肿胀、骨性增生，均可使椎间孔狭窄，压迫腰骶神经根引起腰骶神经受压症状。一般情况下，腰 3/4 椎间盘突出，压迫腰 4 神经根；腰 4/5 椎间盘突出，压迫腰 5 神经根；腰 5/ 骶 1 椎间盘突出，压迫骶 1 神经根。若腰椎间盘突出较大，并偏于椎管中央部分则不表现为单根腰或骶神经根受压症状，而是马尾神经受压症状。

因腰 5 神经根在硬膜外腔内需经过侧方隐窝，前面是腰 4/5 椎间盘，后侧为腰 5 的上关节突，其宽度为 7.33 毫米左右，腰 5 神经根较粗，通道又狭窄，故在其周围发生病变时，较其他神经根更易受到损害。

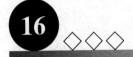

影响腰椎间盘营养的因素有哪些？

研究证实，腰椎间盘突出症病人突出的椎间盘大部分存在营养的障碍，这些营养的障碍促进了椎间盘的退变。因此，研究影响腰椎间盘营养的因素并注意减少这些因素的影响是预防腰椎间盘突出症的关键。

任何对椎间盘周围毛细血管网产生干扰的因素，都是对椎间盘营养供应的潜在危险因素，如运动、吸烟、震动及特殊医学治疗等。分述如下：

（1）运动：实验结果说明，在某些情况下，运动可以改善椎间盘的营养；而在另一些情况下，运动则产生损害作用。持续运动以及外部持续承载下，椎间盘通过肿胀和液体丢失变形，当椎间盘体积发生变化后，可以影响椎间盘中央的营养物质的浓度。运动还可影响椎间盘周边的循环，改变代谢物质到达椎间盘的速度。目前，很难预言运动的效果，中等强度的运动可能是有益的，而过量的运动肯定对椎间盘的营养是有害的。

（2）震动：对脊柱的震动将对椎间盘的结构、细胞和大分子产生不利影响。有人曾将麻醉动物垂直置于震动平台，使用5赫兹的频率进行震动实验，结果出现椎间盘内氧张力和细胞活性明显下降，随着震动时间的延长，硫酸盐的摄取和水含量不断下降，以髓核最为明显。椎间盘的厚度显著降低。这也说明了为什么司机职业中腰椎间盘突出症的发病率较高。

（3）吸烟：吸烟可成为造成毛细血管阻断、狭窄并进而影响血流的潜在危险，也可影响椎间盘外的循环系统和椎间盘内细胞的代谢，降低进入椎间盘的底物的转运和废物的排出，在一段时间后，不可避免地出现营养不足现象，引起细胞功能障碍。

（4）特殊医学治疗：某些药物、放射治疗及盘内注射治疗不可避免地会对椎间盘的营养产生一定的影响，但还没有具体的实验证实。

综上所述，椎间盘良好的发育需要有效的血液供应环境，凡可能影响椎间盘营养的因素都有可能成为引起或加重腰椎间盘突出症的因素，脱出的髓核也有可能因为血液供应减少而出现"萎缩"的表现，也称为"椎间盘的重吸收现象"，是椎间盘巨大突出者的福音，不用手术就能让巨大突出的椎间盘消失。

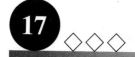

腰椎间盘突出症发病的原因是什么？

腰椎间盘突出症发病是内因与外因共同作用的结果，正如哲学上讲的：内因是根据，外因是条件。

（1）内在因素：腰椎间盘的退行性改变是腰椎间盘突出症发病的直接内在因素。但腰椎间盘的退行性改变的情况往往与个人体质有直接关系，也就是说有的人的椎间盘就是脆弱，有的人的椎间盘就是坚强。这与各自遗传来的体质有直接关系。在正常情况下，腰椎间盘经常受体重的压迫，加上腰部又经常进行屈曲、后伸等活动，更易造成椎间盘较大的挤压和磨损，尤其是下腰部的椎间盘，从而产生一系列的退行性变，包括髓核的水分减少、软骨终板破碎、纤维环变脆等。随着年龄的增长，退行性变的程度就越大。同时，椎间盘在成人后逐渐缺乏血液循环，修复能力也较差。椎间盘后外侧的纤维环较为薄弱，而后纵韧带在腰 5/ 骶 1 平面明显变窄，对纤维环的加强作用明显减弱。另外，腰骶部的发育畸形也使椎间盘长期处于非生理性受力状态。这些因素都有可能成为腰椎间盘突出症发病的内在因素。

（2）外在因素：在上述腰椎间盘退行性改变存在的情况下，某种可导致椎间盘所承受的压力突然升高的因素，就可能使已退变的髓核穿过已变得不太坚韧的纤维环，从而造成髓核突出。这种诱发因素有：

①突然的负重：突然的腰部负荷增加，尤其是在快速转腰加弯腰时，椎间盘会受到巨大的扭转力，最容易引起纤维环破裂。

②腰部外伤：在暴力作用下未引起骨折脱位时，有可能使已退变的髓核突出。进行腰穿检查或腰麻后，也可能产生椎间盘突出。

③腹压增高：腹压的突然增高可使腰椎曲度迅速后突，椎间隙突然由前宽后窄变为前窄后宽，发生髓核突出，如剧烈咳嗽、喷嚏、大便秘结时用力屏气等。

④外受寒湿：寒冷和潮湿可引起小血管收缩、肌肉痉挛，使椎间盘内压增加，神经根炎症加重。

⑤妊娠产后：胎儿的重量可造成腰椎过度前凸的姿势，加重腰椎的负担。产后骨关节及韧带松弛，也易发生腰椎间盘突出症。

18

腰椎间盘突出症发病前有哪些征兆？

腰椎间盘突出症是在腰椎间盘退行性变的基础上发展而来的，因此在发生腰椎间盘突出症前就有腰椎间盘退变引起的症状出现，这些症状可以在相当一段时间内存在，或突然发生，或反复发作。由于这些症状没有一定的特异性，其他疾病也可以有类似的症状，因此，这些症状往往被忽视，只是在腰椎间盘突出发病后才想起这些表现。家族中有过腰椎间盘突出症病人的青壮年、长期从事坐位工作、产妇等是易发病人群，在出现下列表现时应引起注意，应及时预防和治疗：

（1）容易腰扭伤：许多人都有过腰扭伤的经历，大多是因为过度或过强的运动劳损造成的。有的人往往没有什么大的运动，只是弯腰拿了点东西或洗脸或起床叠被就突然腰扭伤，休息几日或热敷或口服止痛药疼痛就能消失，患者常常以为是肌肉拉伤或肌纤维炎，而不认为是腰椎间盘突出症的信号。

（2）慢性腰痛：有些患者在急性腰痛之后逐渐形成持续性的慢性腰痛，在咳嗽、喷嚏、大便用力或早晨起床后疼痛加重，休息后减轻。这样的患者实际上是较重的腰肌纤维炎，在遇到诱发因素时就有可能发生腰椎间盘突出症。

（3）发作性腰痛：在椎间盘退变伴椎间关节不稳的情况下，往往在过伸位或过屈位时发生腰痛，可反复发作，每次可持续数日或数周，在间隙期则没有任何症状。

（4）脊柱侧弯：有的患者腰痛伴有脊柱侧弯，而没有腿痛的症状，这种情况也应考虑是腰椎间盘突出症的前期症状。

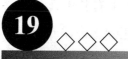

患者如何发现自己可能患有腰椎间盘突出症？

在临床上可以引起腰痛的原因很多，腰椎间盘突出症仅仅是其中的一种，不仅是患者，即便是医生，有时也很难区别腰痛究竟是哪种原因引起的。但腰椎间盘突出症作为一种独立的疾病，毕竟有它一定的特殊性，有时患者只要稍加注意，就可发现自己是否可能患有腰椎间盘突出症，这对于及时去医院明确诊断、对症治疗是很有益的。

患者在经历突然扭腰、闪腰后，出现腰痛、下肢放射痛、麻木等一系列症状时，应从下面几个方面去自我观察和检查，以判断自己是否患有腰椎间盘突出症。

（1）在急性扭伤后，是否有跛行、一手扶腰或患侧下肢怕负重而一跳一跳的步态，或身体喜欢前倾，而臀部凸向一侧的姿势。

（2）腰椎是否因为试图避免疼痛而向一侧偏歪，偏歪后是否可在一定程度上缓解疼痛。

（3）轻轻咳嗽一声或数声，尝试腰痛或下肢疼痛、麻木症状是否加重，或在打喷嚏、大小便等增加腹压的动作时引起腰痛。

（4）俯卧时，自己或家人用手轻轻触后腰部腰椎正中及两侧，检查是否有明显的压痛。

（5）仰卧位休息时，若疼痛仍不能缓解，可尝试在侧卧位、弯腰、屈髋、屈膝时疼痛症状是否缓解。

（6）仰卧位，然后坐起，观察患侧下肢是否可因疼痛而使膝关节屈曲。

（7）仰卧位，患侧膝关节伸直，将患肢抬高，观察是否因疼痛而使抬高受到限制。

以上自我检查的方法，患肢可选择几项进行，如果有其中几项回答"是"的话，就应怀疑有腰椎间盘突出症的可能，真正确诊还需专业医生查体和 CT 检查。

20
◇◇◇

有颈椎间盘突出症的病人易得腰椎间盘突出症吗？

有颈椎间盘突出的病人容易得腰椎间盘突出症，或者说有腰椎间盘突出症的病人容易得颈椎间盘突出症。这是为什么呢？大家知道，颈椎和腰椎都是脊柱的重要部分，是脊柱四个部分中活动度最大的两个部分，究其发育过程都来自于胚胎的中胚层，在解剖结构上基本一致，在功能活动上相似。因此，有颈椎发育缺陷者也可能有腰椎发育缺陷，对外力的承受能力和耐磨损性能基本一致。有颈椎间盘突出的病人的腰椎间盘也往往有退行性变，在诱发因素的作用下就容易发病。同样，有腰椎间盘突出的病人也易得颈椎间盘突出症。

　　当然这不是绝对的，在内因相同的情况下外因不同，也会产生不同的结果。如有的人体力劳动较多，腰椎部的劳损就容易发生，而颈椎的劳损就少得多，这样的人可能只患腰椎间盘突出症。办公室工作人员长期坐位低头工作，就可能既患腰椎间盘突出症又患颈椎间盘突出。如果发生了颈椎间盘突出，就应该加强腰肌的锻炼，预防腰椎间盘突出症的发生。同样，患过腰椎间盘突出症的病人也要积极预防颈椎间盘突出症。

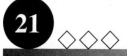

腰椎间盘突出症常见的临床表现有哪些？

　　腰椎间盘突出症的病人可因髓核突出的部位、大小、病程长短以及体质的不同而表现出各种各样的临床症状。主要的临床表现有：

　　（1）腰部疼痛：大多数腰椎间盘突出症的病人都有这一症状。腰痛可在有明确的扭伤或外伤后出现，也可在无明显诱因的情况下出现。腰痛的范围较广泛，但主要在下腰部及腰骶部，以时轻时重的钝痛为主，急性期可有撕裂样锐痛，平卧时疼痛可减轻，久站或弯腰活动时疼痛加重。疼痛的机理是髓核突出、纤维环破裂产生的代谢产物刺激了周围组织的神经纤维。疼痛剧烈时可使腰椎活动明显受限。

　　（2）一侧或双侧下肢放射痛：下肢放射痛可在腰痛发生前出现，也可在腰痛发生后或同时出现。疼痛主要沿臀部、大腿及小腿后侧至足跟或足背，呈放射性刺痛，严重者可呈电击样疼痛。为了减轻疼痛，病人往往采取屈腰、屈髋、屈膝、脊柱侧弯的保护性姿势。放射痛一般多发生于一侧下肢，即髓核突出的一侧。少数中央型突出的患者可有双侧下肢放射痛，一般一侧轻、一侧重。下肢放射痛的直接原因是突出物及其炎性代谢产物对神经根的刺激。

（3）下肢麻木及感觉异常：下肢麻木的发作一般在疼痛减轻以后或相伴出现，其机理主要是突出物机械性压迫神经根的本体感觉纤维和触觉纤维。麻木或感觉减退的区域与受累的神经根相对应。下肢的感觉异常主要是发凉，患肢温度降低尤以脚趾末端最为明显，这是由于椎旁的交感神经纤维受刺激，引起下肢血管收缩的缘故。

（4）肌力减弱或瘫痪：突出的椎间盘压迫神经根严重时，可产生神经麻痹而致肌肉力量减弱甚至瘫痪。这多为腰 4/5 椎间盘突出，腰 5 神经根受压麻痹所致。一般可出现胫前肌、腓骨长短肌、伸拇长肌、伸趾长肌麻痹，表现为伸拇力或屈拇力下降，重者表现为足下垂。

（5）间隙性跛行：患者行走时，可因行走距离的增加而加重腰腿痛的症状，在休息一段时间后又可行走，再走相同的距离又出现同样的症状。这是由于腰椎间盘突出后继发地产生腰椎椎管狭窄，行走后可促使椎管内相应脊神经节的神经根部血管生理性充血，继而静脉淤血，出现神经根炎，加重症状。

（6）马尾神经症状：中央型的腰椎间盘突出，若突出物较大，或椎管骨性狭窄，可压迫马尾神经，出现会阴部的麻木、刺痛，排尿、排便无力；女性可出现尿失禁，男性可出现阳痿。此型应尽快手术治疗。

（7）体征：腰椎生理前凸减小、平直或后突。正常情况下，脊柱从侧面观有四个凸起，即颈椎前凸、胸椎后凸、腰椎前凸、骶椎后凸。由于椎间盘突出后，刺激了相应的神经根而引起疼痛，为了使突出物的张力变小以减轻对神经的刺激，椎间隙的后部增宽，因而在外形上出现生理前凸变小，甚至平直或后凸，以尽可能加宽后部间隙，使后纵韧带紧张度增加，而髓核部分还纳。同时可使黄韧带相应地紧张，增大了椎管容积。主要体征如下：

　　①腰椎侧弯：腰椎侧弯可凸向患侧或凸向健侧，这取决于突出物与神经根的关系。如突出物在神经根的内侧，腰椎就向健侧侧弯，从而减轻突出物对神经根的压迫；相反，如突出物在神经根的外侧，腰椎则向患侧侧弯。部分病人出现交替性侧弯的变化，这往往是由于突出物位于神经根的正前方，当腰部活动时，神经根可移向突出物的内侧或又移向外侧。这种迹象表明神经根与突出物没有粘连。一般来说，腰 4/5 椎间盘突出出现腰椎侧弯的程度比腰 5/ 骶 1 明显。

　　②压痛点：腰椎旁的压痛点，在腰椎间盘突出症的诊断中具有重要价值。压痛点多位于病变间隙棘突旁。如突出发生在腰 4/5 间隙，则在腰 4 和腰 5 的椎体棘突旁有深压痛。典型者压痛可向同侧臀部及下肢放射。这是因为深压时刺激了腰背肌肉的背根神经纤维，使原来敏感性已增高的神经根产生感应痛。放射的远近程度不一，有的病人仅放射到骶尾部或同侧臀部，亦有一部分病人无明显放射痛，甚至压痛也不明显。这与压痛的部位是否准确、病人肌肉的发达程度、病变发展的不同阶段都有关系。

　　③腰部活动受限：正常情况下，腰椎前屈约45°，后伸20°，左右侧屈分别为30°。在腰椎间盘突出时，腰部的前屈、后伸及侧屈均受限制。

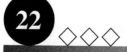

腰椎间盘突出症应与哪些腰痛病相鉴别?

　　腰椎间盘突出症在不同的发病阶段可表现为腰痛、腰痛伴腿痛、腿痛等症状，临床上这类症状也较多，鉴别如下：

　　（1）强直性脊柱炎：是一种与遗传有关的疾病，发病年龄较轻，早期多表现为腰部、腰骶部或髋部疼痛，腰部板直。病变向上发展可波及胸椎和颈椎，最后整个脊柱都可能僵直，X线片早期可见骨质疏松，小关节间隙模糊，周围韧带钙化呈竹节样变，活动期血沉可增快，类风湿因子阳性，人类白细胞抗原（HLA-B27）阳性，少数病人有低热。

（2）腰椎结核：发病年龄较轻，持续腰痛无反复性发作，偶尔有放射性腿痛，多伴有低热、盗汗、食欲减退等结核中毒症状。血沉增快，X线片可见椎间隙变窄，骨质破坏出现死骨。有时在肺内可查到原发病灶。

（3）腰骶管内肿瘤：腰骶管内以神经鞘瘤、脊膜瘤、脊索瘤等为常见，这些肿瘤可引起腰、骶、臀、腿痛，也可压迫马尾神经，导致双下肢感觉、运动障碍，因此要与中央型椎间盘突出相鉴别。前者的发病较缓慢，症状体征进行性加重，可在CT、磁共振检查中发现。

（4）椎体转移癌：一般年龄较大，疼痛为持续性，休息也不能缓解，病变部位有深叩击痛，晚期可出现恶病质。X线片可见骨质破坏，椎体压缩变扁，但椎间隙往往正常。

（5）椎体原发肿瘤：椎体可发生血管瘤、骨巨细胞瘤等，但少见，腰椎X线片可帮助诊断。

（6）腰椎后关节滑膜嵌顿：此症发作时多有腰部前屈加旋转的动作，疼痛剧烈，以腰部为主，压痛部位多在小关节处，放射不明显，推拿被动手法治疗效果好。

（7）进行性腰椎滑脱：此类病人可出现腰、臀、腿痛，多见于老年女性。X线片可见腰椎小关节退变较重，多发生在腰4、5椎体，腰5上关节宽且向前增厚、突出，压迫神经根，故有时称"上关节突综合征"。近年来用CT扫描可清楚显示神经根受压情况，并可对神经根管作出测量。

（8）梨状肌综合征：可表现为臀部及下肢痛，一般无腰痛，常为慢性，可有急性发作，梨状肌紧张试验阳性，梨状肌触诊异常。

（9）臀上皮神经综合征：此症可表现为臀痛、腿痛，其特点是腿痛多不过膝，在臀部可触及直径数毫米、长数厘米的痛性筋束，无神经根受压体征。

（10）第三腰椎横突综合征：此症的最常见症状是腰、臀、腿痛，其特点是腰 3 横突部压痛，有时可发生股内收肌的疼痛及压痛，无神经根受压体征。

（11）骨质疏松症：多见于停经后的老年妇女，患者胸腰段脊柱呈广泛性骨质疏松，骨小梁变细、变少，椎体呈凹陷形改变，服用雌激素或钙剂等药物可使疼痛缓解。

（12）内脏疾病牵涉性腰腿痛：腹腔、盆腔脏器或腹膜外疾患常可通过交感链或交感神经节的交通支影响脊神经，引起腰部或腿部的疼痛。此类病人腰部活动可正常，无明显压痛点。

（13）末梢神经根炎：单发的末梢神经根炎多继发于椎间孔周围的病变，其感觉障碍多呈"手套""袜子"样分布，运动障碍较对称，多伴有自主神经功能紊乱的症状，如皮肤粗糙、患肢苍白、皮肤汗多或汗少等。

此外，当腰椎间盘突出症仅出现腰痛症状时，应与单纯性腰痛相鉴别。

23

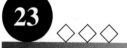

为什么不干体力活也会患腰椎间盘突出症？

脑力劳动和体力劳动本是人类正常的两种活动，有的人体力劳动多一些，有的人脑力劳动多一些，适当的体力劳动不仅对身体是很好的锻炼，对大脑也起到一定的兴奋、调节作用。

随着人们生活水平的提高，许多以体力劳动为主的农民也由于农业机械化的实现体力劳动越来越少，甚至几乎不干体力活，转向像城里人一样的"办公室"工作，家务活有家用电器代劳，出门有各种交通工具，平时不参加体育锻炼，连出汗的机会都很少，可他们同样也会患腰椎间盘突出症。这是什么原因呢？这是因为这些人缺少运动，全身的肌肉松弛无力，长期坐着工作使他们的腰背肌群持续牵拉，对腰椎的加固作用明显减弱。前面已经讲过，腰椎的连接靠周围的肌肉韧带的张力，张力减弱腰椎的牢固性就差，腰椎间盘在突然受到大负荷的外力作用下就容易造成纤维环破裂，髓核突出。

空调的大量应用也是一个重要的问题，很多人夏天几乎出汗的机会都没有，家里有空调，车里有，单位有，酒店有，这些本应该在夏天多出汗的机会都让空调的冷风"吹回去了"！该排出的毒素不能及时排出去也是问题。

在现代生活环境下，应该适当参加一些能活动全身的体力劳动，加强全身肌力及肌群之间的运动协调性，尤其是长期坐位工作者，家族中有过腰椎间盘突出症的人，有慢性腰痛者，长期在寒冷、潮湿环境下工作者更应注意。

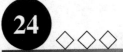

腰椎间盘突出症好发于哪些人？

腰椎间盘突出症的发病有一定的规律性和好发人群，如下：

（1）在职业上：前面已经讲过，腰椎间盘突出症可见于各行各业，体力劳动者和脑力劳动者的发病率无明显差别。纯脑力劳动者比体力、脑力混合型的劳动者高，这与工作过程中腰肌的紧张度有关。另外，与工作时的姿势也有很大关系，像长期伏案工作的人，长期弯腰工作或弯腰搬重物的人，由于腰部局部肌肉长期处于紧张受力状态，腰椎间盘突出症的发病率就较高。这就提示人们，体力劳动者应注意休息，注意腰肌与腹肌的协调性。脑力劳动者应多参加一些体育锻炼，加强腰肌的协调性。

（2）在年龄上：本病一般发生于 25 ～ 45 岁的青壮年，约占整个发病人数的 75%。这是由于这个年龄段是人体体力最好的时期，但椎间盘的退变已经开始，特别是纤维环的退变更早，而腰椎骨质的退变要相对迟一些，这种退变的不同步加上这个年龄段的运动量较大就容易导致椎间盘的突出。

（3）在性别上：腰椎间盘突出症的发病率男性比女性要略多一些，这是由于男性体力劳动较多较重，腰部的活动范围较大，腰椎受损伤的机会也较多；女性因为有不同的生理活动规律，像月经、怀孕、生产等都可能影响到腰椎的功能。东方女性温柔安静的天性使她们参加体育锻炼的机会较少，所以女性的发病率也不低。

（4）在体型上：一般过于肥胖的或过于瘦弱的人都易腰椎间盘突出。身体肥胖的人特别是腹部过于肥胖的人除了本身脂肪组织较多、肌肉组织较少之外，腹部重量的增加也加重了腰椎的负荷，从而增加了腰椎间盘突出症的可能性。我的两张治疗床上曾经同时有过一个病人 135 千克、一个 130 千克。身体过于瘦弱的人由于肌肉组织较少，肌肉力量较弱，对腰椎的保护、加固作用较弱，易发生腰肌劳损，也易发生腰椎间盘突出症。

（5）在工作环境上：寒冷潮湿的工作、生活环境易导致腰部肌肉的炎症、水肿，影响腰椎的功能，易诱发腰椎间盘突出症。

（6）在遗传上：家族中有过腰椎间盘突出症的人发病率比家族中没人发过病的人发病率高几倍。这一点在临床上经常被证实，我曾经治疗过一家三代 6 个病人。

（7）在发育上：有发育异常的病人，如：腰椎骶化、骶椎腰化、骶椎隐裂、椎弓崩解等，都会影响到腰椎的正常功能，给腰部肌群增加额外的负荷，易诱发腰椎间盘突出症。

（8）在身体素质上：在临床实践中能发现这样一个规律，患腰椎间盘突出症的人往往是平时身体素质比较好的，在这些病人中较少有人同时患有高血压、冠心病、糖尿病等常见病，这可能是患这些病的人活动比较小心的原因。

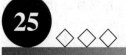

腰椎间盘突出症为什么好发于腰 4/5 椎间盘？

　　腰椎间盘突出症可发生于任何一个椎间盘，但以腰 4/5 椎间盘为多见，这主要是腰椎解剖结构和生物力学的特点决定的。在解剖上，腰椎段的后侧韧带由上而下宽度逐渐减小，在腰 4/5 和腰 5/ 骶 1 段的宽度只有上部的一半，而这两节腰椎承受着 60% 的全身体重，活动度又最大，最容易发生劳损和退变，也是发育变异发生率最多的部位，椎间盘突出的可能性就最大。在腰 4/5 和腰 5/ 骶 1 之间，以腰 4/5 椎间盘发生突出的机会最多，腰 5/ 骶 1 次之，腰 4/5 椎间盘突出占 60% 左右。其他椎间盘突出的发病机会依次为腰 3/4、腰 2/3，腰 1/2 椎间盘突出的机会很少，即使有突出，往往也不引起症状。

　　此外，在临床上可看到腰椎间盘突出症往往容易发生于左侧，其主要原因是大多数人是右利，向右侧弯腰的机会大大多于左侧，因此，椎间盘左侧所受的挤压力较大，可导致纤维环破裂，突出物压迫左侧神经根，引起腰部及左侧下肢放射性疼痛。

26

腰椎间盘突出症能遗传吗?

在临床中我们还发现腰椎间盘突出症常常在一个家族中多人甚至全部发病，而且发病的部位、原因、症状基本一致，人们不禁要问，腰椎间盘突出症也遗传吗？我们说，这个疾病有一定的遗传性，但并不是父辈发病，子辈也一定发病，只是子辈发病的机率高些。这是由于腰椎的骨密度、腰椎结构的合理性、牢固程度、软组织的柔韧性等方面都有遗传性。如骶椎隐裂、椎弓崩解、骶椎腰化、腰椎骶化等遗传性特别强，这些结构的异常势必造成功能的减弱。如果不注意保护，在日常生活中过度劳累，过度用力，就容易发生腰椎间盘突出症，而且症状相似。这就要求如果家族中有过腰椎间盘突出症的病人，若有慢性腰痛病史，应该提高警惕，加强锻炼，做到未病先防。

现在对于基因的研究也充分证明了这一点，容易发病的人往往在相应的基因片段上存在着相应的缺陷，有一位朋友就自嘲"人家有祖传宝贝，我们家有祖传痔疮"，他的父亲、他自己、他的两个儿子都有痔疮。其实我们家也有腰椎间盘突出症的遗传史，在我的记忆中我的爷爷就是个驼背，腰弯成 90°，我父亲的两个舅舅也是这样。其实那都是腰椎间盘突出症椎管狭窄的表现，弯腰能拉长椎管，增加椎管的容积，能缓解压迫、减轻疼痛，在那个年代得不到很好的治疗，时间长了就成了"驼背"这种被动的、保护性的体位。我父亲发作腰椎间盘突出症时得到了我很好的治疗，很快痊愈了，就没有"驼背"。我哥哥还有我自己都有累了就腰痛的毛病，我就提醒我的亲戚们"我们家可有腰椎间盘突出症的基因呀，多多注意加强锻炼腰肌"，还好暂时还没有发病的。至于如何锻炼能预防，后面再讲。

说到这里，听说上海有的年轻人找对象先查对方的三代疾病谱，看有没有糖尿病、高血压、冠心病、中风、癌症、精神病等倾向，真是时尚，不过似乎有一定的道理，谁愿意嫁一个有可能40岁就患高血压甚至中风的人呢？这也确实不容易"白头到老"。我有一个大学女同学，爱情就要走向婚姻的时候，婚前体检发现对方患有一种传染病，立马拜拜了，真是"爱情诚可贵，生命价更高"。其实从中我们也能得到启发：自己分析一下自己家族的疾病谱，结合自己的现状和工作、生活特点，分析出自己容易患的疾病及早预防不也是很好的吗！现在物质生活条件好了，科学在飞速发展，多健康地活几年说不定到时候就能从基因上纠正过来，不用发病了呢。

27 ◇◇◇ 为什么有的腰椎间盘突出症的病人只有腰背痛的感觉？

在临床上经常遇到有人问："为什么都患腰椎间盘突出症，有的人只有腰背痛的感觉，有的人只有腿痛而没有腰痛，有的人一侧下肢放射痛，有的人两条腿都痛，而腰椎间盘突出症的同一个病人在不同阶段的表现也不尽相同呢？"其实道理很简单，腰椎间盘突出症症状的产生主要有几方面的原因：一是纤维环破裂释放出的化学产物对脊神经根的刺激；二是髓核或纤维环对脊神经根和硬脊膜囊的物理性压迫；三是各种原因造成的椎管狭窄对脊髓的刺激；四是各种原因造成的侧隐窝狭窄或椎间孔狭窄对神经根的刺激；五是各种原因引起的神经根受刺激导致坐骨神经沿线疼痛、麻木、酸胀不适；六是各种并发症的症状，如梨状肌综合征，臀上皮神经损伤等。这几个方面的原因中，如果某种原因占据了主导地位，就表现出相应的症状。

只有腰背痛而没有下肢放射痛的病人往往是突出物较小，仅仅压迫硬脊膜囊，刺激窦椎神经，没有神经根受压的情况；或者是中央型突出，对神经根的刺激很小。此外，在治疗过程中，当神经根受压解除时，也可只有腰背痛的感觉。

临床常见的腰背痛可分为两种类型：一种是腰背部广泛的钝痛，腰痛起病缓慢，活动时或长期处于一种姿势工作时加重，休息或卧床后减轻。另一种是腰背痛发病急骤，腰痛严重，腰背部肌肉痉挛，因腰背部疼痛使各种活动受限，严重影响生活和工作。这种腰痛在发病前几天最重，以后逐渐减轻，治疗方法得当则一周左右即可缓解。这两种腰痛中，前者多属于椎间盘纤维环尚完整，而后者多为纤维环突然全部或大部破裂髓核突出。

28

为什么有的腰椎间盘突出症的病人只有腿痛而没有腰痛的感觉？

据统计，大多数病人的坐骨神经痛症状发生在腰背痛之后，既有腰痛又有坐骨神经痛。少数病人平时有慢性腰痛病史，而在发生坐骨神经痛后，腰部疼痛却减轻或消失了。这类病人的椎间盘髓核多突向一侧，压迫刺激单侧神经根，对硬膜囊压迫不明显。坐骨神经痛多为逐渐发生，开始疼痛为钝痛并逐渐加重，疼痛多呈放射痛，由臀部、大腿后外侧、小腿外侧至足跟部或足背，也有少数先由足、小腿外侧、大腿后外侧至臀部。在咳嗽、喷嚏、大便时疼痛加重。有的病人为了减轻疼痛采取腰部前屈、屈髋位，以达到松弛坐骨神经的紧张度的目的。在行走时愿取前倾位，休息卧床时愿取弯腰侧卧屈髋屈膝位，严重的病人则几乎是侧卧抱着膝盖才能入眠。这样的病人骑自行车时疼痛比走路时减轻，也是因为骑自行车的体位正是屈髋屈膝位，神经根得到松弛。

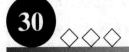

腰椎间盘突出症为什么会出现下肢麻木和发凉的感觉?

神经根疼痛主要是纤维环破裂释放出的化学物质的刺激造成的,麻木的感觉是神经根受物理性压迫引起的。二者都存在时一般以疼痛为主,在炎症基本消失或炎症不明显时则表现以麻木为主。肢体发凉的感觉是由于椎间盘突出时刺激了椎旁的交感神经纤维,反射性引起下肢血管壁的收缩,下肢血流量减少,患肢皮肤温度下降。

麻木和发凉的感觉在青壮年病人多发生于腰椎间盘突出症的后期,或经过一段时间的治疗以后。年龄较大的病人在发病初期就以麻木和发凉为主,疼痛倒不明显。

中医怎样认识腰椎间盘突出症?

腰椎间盘突出症是西医的病理诊断病名,中医没有这个病名,根据症状特点,可归于"腰痛""腰腿痛"的范畴。对于腰腿痛,中医学早有记载,认识也很深刻,如《素问·刺腰痛》中说:"衡络之脉令人腰痛,不可以俯仰,仰则恐仆,得之举重伤腰。"又云:"肉里之脉令人腰痛,不可以咳,咳则筋缩急。"《医学心悟》也说:"腰痛拘急,牵引腿足。"以上所描述的这些症状为腰痛合并下肢痛,咳嗽时加重,这与西医所说有关腰椎间盘突出症的症状相似。中医称之为"腰腿痛"或"腰痛连膝"等。《灵枢·经脉》曰:"项如拔,脊痛,腰似折,髀不可以曲,腘如结,踹如裂,是为踝厥。"其中"踝厥"是典型的腰腿痛症状,且疼痛剧烈,类似于今天的腰椎间盘突出症。中医学不仅对腰腿痛的临床表现观察得很细致,而且重视全身的整体变化。

中医认为腰椎间盘突出症产生的病因主要有以下几种:

(1)急性闪挫、气血瘀滞:这类腰椎间盘突出症的发病常因外力的击仆闪挫、跌打损伤引起。外伤导致经络损伤、气滞血瘀,从而自觉疼痛如锥、发有定处。气血阻于腰间,不能输达下肢,而出现下肢疼痛,日久筋失所养,见肢软无力、肉痿不红等症状。

(2)外感风寒湿邪、经脉痹塞:风寒湿邪客于膀胱经及督脉,造成气血凝滞,脉络不通。患者可因不同的诱发因素表现为腰膝冷痛、下肢重着、麻木窜痛等不同症状。

(3)久病劳损、肾气亏虚:这类腰椎间盘突出症病人多为年龄较大、病程较长、体质较差者。中医认为:"腰者肾之府。"张景岳认为:"凡腰痛悠悠戚戚,屡发不已者,肾之虚也。"这种类型的腰椎间盘突出症常因七情内伤、房室不节,或年老体衰、肾气亏损、筋脉失养所致。这就是人们常说的肾虚腰痛。

根据以上腰痛的病因病机,中医一般可将腰腿痛分为五个证型:

(1)风寒湿型:腰痛时轻时重,酸胀重着,转侧不利,遇冷加剧,得温则减。舌苔白腻,脉沉细。

(2)湿热型:腰痛,伴有热感,腿痛为胀痛或跳痛,小便黄浊,口苦。舌苔薄白或黄腻,脉弦数。

(3)气滞阻络型:腰痛急剧,走窜不定,转侧困难,双下肢均可受累。舌质暗红,舌苔薄白,脉涩。

(4)瘀血内积型:腰腿痛,痛有定处,双下肢麻木重着,腰部僵硬。舌质紫暗,有瘀斑,脉涩不利。

（5）肝肾亏虚型：腰痛而酸软，双下肢乏力，腰痛遇劳加重，休息后减轻，喜按喜压。舌苔薄白，脉细。

以上分型并不是绝对的，可能两种或三种兼而有之，应根据具体情况灵活运用。

关于"肾瘀"腰痛的概念：

大家似乎都有这样的共同的认知，那就是一提到"腰痛"就自然想到"肾虚"。不错，在"腰痛"的辨证分型中就有"肾虚"型。然而在临床实践中却很少遇到性生活过度造成的"肾虚"型腰痛的患者，反而有因为性生活缺乏或者性生活质量不高造成的"肾瘀"腰痛的患者。

在传统中医治疗腰痛的分型中是没有"肾瘀"这个类型的，但我在临床中却经常遇到。有一个患者，男性，夫妻分居两地，有腰突症病史 10 年，腰痛时有发作，经常来我处治疗，后来他告诉我自己总结出了腰痛发病的规律，每当夫妻分居时间一长就会发作腰突症，表现为腰部酸痛不适，偶有下肢放射性疼痛。总结出规律后他再也不来我这里治疗了，他说自己知道怎么调养了。

分析起来也可以理解的，性生活本是人体正常的生理活动之一，长期所欲不遂，腰骶部加盆腔充血得不到释放就容易在局部形成瘀血内停，这就是"肾瘀"腰痛。

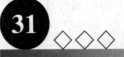

31 ◇◇◇ 腰椎间盘突出症能引起大小便失禁吗？

有的病人在患腰椎间盘突出症后长期治疗不当可出现大小便失禁的情况，这是由于突出物为腰 4/5 或腰 5/ 骶 1 椎间盘，突出物较大且为中央型，严重压迫马尾神经支，早期会出现鞍区会阴部麻木现象，继而出现排尿、排便失去控制的表现。这种病人往往伴有下肢不同程度的瘫痪。

现在临床上对腰椎间盘突出症的治疗方法大多效果较好，很少有病人发展到大小便失禁的程度。如果有的话往往是突然发病的，这种情况下应立即手术治疗，避免压迫时间过长造成不可逆的损伤。

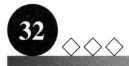

腰椎间盘突出症能导致瘫痪吗？

许多腰椎间盘突出症患者，在发生腰腿痛及行走困难时都提出了腰椎间盘突出症加重后会不会造成瘫痪的问题。

腰椎间盘突出症最主要的病理变化是突出的椎间盘对神经根的压迫，如果压迫加重时，可出现神经麻痹、肌肉瘫痪。这种情况多见于腰 4/5 椎间盘突出，第 5 腰神经麻痹所致的胫前肌、腓骨长短肌、伸拇长肌和伸趾长肌麻痹，主要表现为足下垂，肌力减弱。第 5 腰神经和第 1 骶神经麻痹所致的小腿三头肌瘫痪临床上很少见。这些局部肌肉的麻痹经过有效的治疗后会得到明显的缓解，是不可能发生"瘫痪"的。

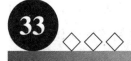

腰椎间盘突出症出现肌肉萎缩是不是病情严重的表现？

有些腰椎间盘突出症的病人在患病后期，疼痛症状逐渐减轻，却出现患侧臀部和下肢肌肉萎缩，肌肉力量明显减弱，甚至抬脚困难，走路快了就会足尖划地的症状。有的病人错误地认为疼痛减轻了，肌肉力量弱会逐渐恢复的。其实不然，在腰椎间盘突出症急性期过后，疼痛症状会逐渐减轻，但神经根受压的情况并没有减轻。长期的压迫会导致神经根的损伤，导致其支配的下肢肌肉萎缩无力，严重者可见足下垂、走路跛行。这样的病人应积极治疗，如果保守治疗无效，可选择手术治疗。

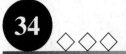

腰椎间盘可发生哪些生理性退变？

腰椎间盘在日常生活及劳动中承受着人体躯干及上肢的重量，故比其他组织较易劳损，又因其仅有少量血液供应，营养极为有限，从而极易发生退变。在出生时，纤维环含水约80%，髓核含水约90%；在18岁时，则下降10%；在35岁时则分别降至65%和78%。椎间盘在最初形成时几乎全部为髓核占据，其外围仅有薄层纤维环包绕。随着年龄的增长，髓核脱水而逐渐缩小至中心部，周围纤维环亦增厚。椎间盘的主要部分髓核，由蛋白多糖黏液样基质及纵横交错的胶原纤维网和软骨细胞构成，由于蛋白多糖的膨胀性，使髓核具有弹力和膨胀的性能。在新生儿，其椎间盘内蛋白多糖的含量较成人高，较退变者则更高，以髓核的变化最为明显，从而使成人髓核的弹性下降。由于胶样髓核的蛋白多糖下降，胶原纤维增加，髓核与纤维环中出现不同宽度的过渡区，使髓核不能将压缩力转化为纤维环的切线应力，纤维环受力不均，成为纤维环破裂的组织学基础。

腰椎间盘发育的最佳时间是20岁左右，自此开始逐渐走向退变，不同条件下的退变速度是不一样的，随着负重的增加，纤维环变薄，并可能有部分缺如，髓核失去胶性特征，纤维环界限明显，出现玻璃样退变。

　　50 岁左右可常见软骨板破碎，在软骨下骨骼里可见到退变的软骨细胞巢穴，髓核类似团块，由于纤维环入侵使其体积大为减少。60 岁左右髓核干燥脆弱，形成界限清楚的纤维束同心轮。70 岁左右髓核浓缩成乳酪状，带褐色，干燥硬化，其硬度大于椎骨，此年龄段不易发生腰椎间盘突出症，但由于髓核吸收震荡的作用明显减弱，椎体骨质疏松，在受到突然的外力时易发生腰椎压缩性骨折。

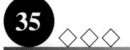

35 腰椎间盘突出症会发生怎样的病理变化？

　　腰椎间盘在正常状态时髓核充盈饱满，纤维环有着良好的弹力和韧性，具有理想的弹簧作用，使椎体之间保持正常距离，在脊柱承受压力和活动时支点落在椎间盘的髓核上。如果腰椎间盘承受长期的、持续的超负荷压力，容易造成椎间盘的退变。如髓核失水、纤维环松弛及软骨板出现裂纹、椎间盘变扁，向周围组织膨出而失去弹性，这就是腰椎间盘膨出。

　　腰椎间盘膨出病人症状不典型。引发此病的原因有两方面：一是长期从事重体力劳动；二是长期久坐，缺乏锻炼，使腰部软组织过度疲劳。如司机、秘书、计算机工作人员，椎间盘反复受压，虽未破裂，但水分明显减少，再加上缺乏锻炼，使腰部肌群紧张力不足，协调性降低，自然椎间盘易于膨出。在承受过大压力时，就可能在纤维环最薄弱处，通常是后外侧部位发生破裂，髓核在缺口处突出。另外，非细菌性炎症可引起纤维环松弛，包括病毒及中医所指的风寒湿邪内侵引起的疾患尤易引起腰椎间盘突出症。

腰椎间盘突出症的病理变化过程可分为三个阶段：

在第一阶段，由于纤维环特别是后外侧处的坚固性已经大大减低，在外伤和压力增加时，外力即使不大，也可使髓核产生内在的位置改变，或向外膨出，当纤维环有裂隙时，髓核可经裂隙处突出。

在第二阶段，慢性的劳损及急性的外伤都可成为促使腰椎间盘突出的因素。突出常在壮年髓核尚未失去弹性之前，经由退变纤维环最弱点或是裂隙处突出。老年纤维环和髓核则是均匀变性和脱水，则常常变成整个椎间盘萎缩，或变松弛的纤维环膨出。

在第三阶段，椎间盘组织的突出导致椎间隙变窄，椎间盘也不断萎缩或完全纤维化，以致形成脊柱僵直。

36

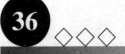

腰椎间盘突出症在病理上可分为哪几种类型？

腰椎间盘在运动中劳损或受外伤，椎间盘内压力增大，水分减少，加上椎间盘本身生化改变，均可在纤维环内的纤维的退变中发生腰椎间盘内容物突出。在临床上，可根据纤维环的破损情况及椎间盘内容物的位置大体上分为以下 3 种类型（图 1–13）。

凸起型

破裂型

游离型

图 1–13　腰椎间盘突出症的病理分型

（1）凸起型：此型中仅有椎间盘纤维环内层破裂，但纤维环外层完整，椎间盘内容物向破裂纤维环挤压突出。临床上此种类型也称腰椎间盘膨出，是椎间盘突出的早期改变。

（2）破裂型：此型中椎间盘纤维环完全破裂，突出的髓核及纤维环仅有后纵韧带遮覆，突出物合并后纵韧带向外侧挤压可产生相应的临床症状，此型是临床上最常见的一种。

（3）游离型：突出的椎间盘穿过后纵韧带扩张部游离于椎管中，此游离的突出物可在椎管中滑动，压迫马尾部神经并可与马尾神经产生粘连。此型保守治疗不佳，故临床上多选用手术治疗。

37

腰椎间盘可向什么方向突出？

腰椎间盘突出可以发生在任何方向，但由于前纵韧带坚韧、前方及两侧纤维环均厚实，在这3个方向发生突出的可能性不大，临床上也很少见。椎间盘还可向椎体内突出，此可形成许莫氏结节，除一些其他疾病可引起此方向突出外，此种方向突出一般无临床症状，也就不作为一种类型讲述，任何关于疾病的研究都要归结到治疗上来。临床上最常见又产生症状的突出方向是向后外侧及后方突出。由于后纵韧带扩张部对纤维环中部加强，故向后正中突出是较少见的。向后外侧型突出的部位往往在椎间隙的偏上缘或偏下缘突出，而不是椎间隙中央。

38
◇◇◇◇

中央型腰椎间盘突出有什么临床特点?

中央型腰椎间盘突出时,髓核及变性的纤维环组织从后中央或偏中央向后突出,压迫马尾神经或神经根,引起临床症状与体征。国内外各家报道的中央型腰椎间盘突出占整个腰椎间盘突出症的发病率相差较大,这与中央型突出的诊断标准有关。该型与侧方型椎间盘突出比较有如下特点:

(1)疼痛:疼痛多累及双下肢,或在一侧下肢出现疼痛的较短时间内出现另一下肢疼痛,但双下肢的疼痛轻重可不一致。一般来说,在病变的早期,中央型腰椎间盘突出的疼痛程度多较侧方型突出轻,这是因为有硬脊膜囊及脑脊液的缓冲,同时又常为多个神经根受压,受压的范围广,故疼痛的范围广,而疼痛的程度相对较轻。

(2)感觉障碍:中央型腰椎间盘突出感觉障碍范围广,如腰 4/5 椎间盘突出可出现腰 4/5 以下的神经根及马尾神经支配区痛觉的减弱或消失,如小腿、足、大腿后侧或马鞍区均可出现感觉障碍。

(3)运动障碍:中央型腰椎间盘突出运动障碍范围广,程度重。这是由于多个神经根及马尾神经受累的结果,如腰 4/5 椎间盘突出可出现双足下垂、踝关节屈伸无力等。

(4)大小便功能障碍:绝大多数中央型腰椎间盘突出的患者,可伴有大小便功能障碍,如尿频、尿急、尿淋漓甚至失禁,大便可表现为便意频繁、便秘、排便失控等。

(5)性功能障碍或月经紊乱:中央型腰椎间盘突出症的病程可数日至数年不等,病程长者多为反复发作的腰痛或腰腿痛;短者多在外伤或劳累后突然发病。患者亦可出现阳痿、早泄、性欲低下或月经紊乱等症状。

中央型腰椎间盘突出的临床治疗在早期还没有马尾神经受压的症状出

现时与侧后型的治疗无明显差别，快速牵引治疗疗效较好。而在出现马尾神经受压的症状时，或突出物游离时则不宜采用牵引治疗，而应手术治疗。

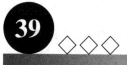

突出的腰椎间盘能复位吗？

常常听人说能使突出的腰椎间盘复位，其实这是一种不确切的说法。当椎间盘周围纤维环没有破裂，发生腰椎间盘轻度膨出时，此时通过手法外治及通过扳法等调整脊柱结构，作适当的整复治疗，膨出的髓核组织是完全可以回到椎间隙、恢复正常状态的。在腰椎间盘膨出的治疗中，牵引治疗可以说是一种行之有效的治疗方法。在临床上通过牵引疗法可以减小椎间隙内压，增宽椎间隙，同时增加后纵韧带的张力以加强对膨出物的压力，迫使其退回到椎间隙，以达到复位的目的。

在纤维环破裂后，发生椎间盘突出或脱出，再想通过推拿治疗及牵引治疗等保守治疗以使突出的椎间盘完全复位几乎是不可能的。临床上虽不能将椎间盘突出复位，但通过推拿整复及牵引治疗可促进局部血液循环以减轻对神经根的刺激，并改变突出物与神经的位置关系，以使临床症状消失。应注意的是：在这一时期手法推拿治疗中，若处理不当，还可能会加重病症，故应到正规医院进行治疗。

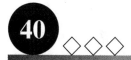

长期突出的腰椎间盘会发生什么变化？

腰椎间盘突出的时间一长，破裂的椎间盘可发生如下生化改变：黏多糖含量减少及胶原纤维沉积增加；不成熟的及退变了的胶原纤维增加；低分子的糖蛋白增加。在病理方面可发生如下几种改变：

（1）突出物脱水萎缩：突出的髓核组织及纤维环会丢失大量的水分，而逐渐萎缩变小。此时会减轻对周围组织及神经根的压迫和刺激，有利于局部炎症的吸收，从这个角度看，对于患者病情恢复、症状的减轻是有利的。

（2）纤维环钙化：突出的髓核的组织，围绕其纤维环常断裂，长时间的突出，突出物会产生炎症反应，逐渐形成纤维化，甚至与纤维环发生钙化形成局部钙化点。这种病理改变，可以延及到椎间盘的内部，完全钙化时，突出物可以变成骨性结节。

（3）椎间隙的变窄：当刚刚发生腰椎间盘突出时，该节段椎间盘未发生明显病理改变，故椎间隙并不变窄。但随着时间的延长，纤维环及髓核继续脱水萎缩、纤维化甚至钙化，使椎间盘组织变扁，最终使椎间隙也变窄了。身高可能因此下降。

41 ◇◇◇

突出的腰椎间盘对周围组织有什么影响？

突出的椎间盘可以刺激或直接压迫神经根的起始部位以及离开硬膜囊而将要进入神经根鞘的马尾神经。突出的腰椎间盘与所压迫的神经根的位置关系分为两种，即肩型和腋型。突出物位于神经根的外上部的称为肩型；突出物位于神经根的内下部的称为腋型。由于解剖关系，突出的椎间盘常常是影响突出之下一个椎间孔神经根，而不是突出同一个椎间孔的神经根。因骶神经根发出点高于腰 5/ 骶 1 椎间盘平面，所以腋型突出方式多发生于腰 5/ 骶 1 椎间盘突出。肩型突出方式多发生于腰 4/5 椎间盘突出。

　　突出的椎间盘除刺激神经根外，还会侵犯周围组织而引发症状。突出的腰椎间盘可以侵犯后纵韧带及纤维环表面的神经支引发腰骶部及臀部疼痛。当突出物偏后中央时，主要表现为腰痛；当突出物居中央者，常表现为腰臀部疼痛。中央型的突出物还可以侵犯硬膜囊及马尾神经，引起腰痛或鞍区感觉障碍。突出物可以压迫椎管内的静脉丛，使静脉回流受阻，硬膜外脂肪因受压而减少，或因缺血、缺氧及渗出液刺激而产生炎症反应，有时可见神经根周围水肿及粘连，可以说无菌性炎症是引发腰痛的一个重要原因。

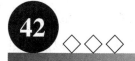

风寒湿能导致腰椎间盘突出症吗?

　　发生腰椎间盘突出症的原因有内因和外因两方面。内因是椎间盘本身退行性变或椎间盘有发育上的缺陷，外因则有损伤、劳损以及受寒、着凉等。风、寒、湿邪引起的腰椎间盘突出症则属于后者。

　　本病属祖国医学"痹症"范围。从病因说"所谓痹者，各以其时，重感于风寒湿之气也"。由于居处潮湿，涉水畏雨，气候剧变，冷热交错等原因以致风寒湿邪乘虚侵袭人体，滞留于腰部枢纽。寒性收引，湿性黏滞，闭阻经络，气血运行不畅而致腰部疼痛，转侧不利。日久经络失养，气血亏虚，不能温运四肢，则出现下肢放射痛及麻木。腰为肾之府，肾与膀胱相表里，足太阳膀胱经循行于腰，所以本病多位于足太阳膀胱经处。

　　从西医角度看，受寒受凉使腰背肌肉痉挛和小血管收缩，影响局部血液循环，进而影响椎间盘的营养。同时肌肉的紧张、痉挛，可增加对椎间盘的压力，特别对于已有变性的椎间盘可造成更进一步的损害，致使髓核突出，导致腰椎间盘突出症。

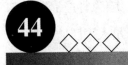

43 ◇◇◇ 肝肾亏虚与腰椎间盘突出症有什么关系？

祖国医学认为，腰椎间盘突出症是在先天秉赋不足的基础上，加之劳累太过，或年老体衰，或房事不节，以致肾精亏损，筋脉失于濡养而发生的。腰为肾之府，肾主骨生髓，肾之精气亏虚，则腰脊失养，故痿软无力，其痛绵绵，喜按喜揉。肝肾亏虚，血无以藏，经络失养，无以濡养四肢，则见下肢疼痛麻木。且更易感受风寒湿之邪，故越加病重。外邪久居体内，越加肝肾亏虚，如此恶性循环，必致腰痛反复发作。故《景岳全书·腰痛》认为："腰痛之虚证十居八九，但察其既无表邪，又无湿热，而或以年衰，或以劳苦，或以酒色所伤，或七情忧郁所致者，则悉属真虚证也。"

从西医角度看，肝肾亏虚引起腰椎间盘突出症多指腰椎间盘本身病变，或发育上有缺陷，或内分泌失调或体质虚弱而引起。多发生于中老年人。四十岁以后髓核、纤维环和软骨的变性很明显，极易造成纤维环破裂髓核突出，发生腰椎间盘突出症。

44 ◇◇◇ 什么是腰椎管狭窄？

有的患腰椎间盘突出症的患者走路困难，疼痛较重，行走一定距离后疼痛明显加重，休息后减轻又可继续行走，但在走了同样的距离后又重复发作。这样患者骑自行车时疼痛会明显减轻，这就是间歇性跛行，是腰椎管狭窄症的主要表现。所谓腰椎管狭窄症，是指腰椎的椎管因某些原因发生骨性或纤维性结构改变，导致一个节段或多个节段的一处或多处管腔变窄，卡压了马尾神经或神经根而产生的临床症候群。

腰椎管狭窄症的主要原因有先天与后天的区别，所谓先天的腰椎管狭窄症是指椎管先天发育较窄，在同样有组织退变增生的情况下，容易引起症状。后天因素是由于退变、损伤等原因引起黄韧带肥厚、椎体骨质增生、小关节骨赘、硬膜外粘连、腰椎间盘突出导致的腰椎管腔的狭窄。其中以黄韧带肥厚、腰椎间盘突出引起者最为多见。

腰椎管狭窄症最有特征的表现就是间歇性跛行，出现间歇性跛行的原因是由于患者在腰椎管已有狭窄的病理基础上，因直立时椎体及神经根的压力负荷进一步增大，再加上行走时下肢肌肉的收缩与舒张活动进一步促使椎管内相应脊神经节的神经根部血管生理性充血，继而静脉淤血。同时神经根受牵拉后相应部位的微循环受阻，出现缺血性神经根炎，从而产生腰腿痛、下肢麻木、无力等症状，患者蹲下、坐下或平躺后，由于消除了下肢肌肉活动时的刺激来源，脊髓及神经根的缺血状态得以改善，因此症状也得以减轻或消失。再行走时，又因为同样原因再度出现上述症状，同样休息后减轻或消失。如此反复，就出现了间歇性跛行。腰椎管狭窄症除间歇性跛行的典型症状外，还有以下表现：

（1）多有较长时间的腰痛，逐渐发展到骶尾部、臀部及下肢痛。疼痛的性质多是胀痛、酸痛及行走后明显的疲乏感，一般无腹压增高时的放射痛。上述症状在行走、站立或劳累时可加重，而休息时特别是在前倾坐位或蹲位时可明显减轻或消失。

（2）病人可有尿频、尿急、尿淋漓不断及便秘、便意频繁等括约肌功能障碍的症状。亦可能有性功能障碍的表现。

（3）病人的主观症状重而客观体征少，为腰椎管狭窄症的又一特点。

一般无明显的脊柱侧弯，背肌的紧张度较腰椎间盘突出症轻，直腿抬高达70度～80度，且无明显窜痛。

（4）腰部过伸试验阳性为本病的重要体征，也就是腰部过伸位时病人感觉腰部和下肢症状加重，有时可出现向骶尾部及大腿的放射。

（5）当病变发展到一定阶段时，受压的神经支配区（如马鞍区）出现感觉减退或消失，肌力减弱，相应的反射如膝反射、踝反射、肛门反射等减弱或消失。

45 ◇◇◇ 腰椎间盘突出症与腰椎管狭窄症有什么关系？

从腰椎管狭窄症的成因来看，凡是构成椎管的骨性组织或软组织的病变所造成的椎管、神经根通道及椎间孔的狭窄而引起马尾神经、神经根受压的症状，都可称为腰椎管狭窄症。腰椎间盘突出症由于腰椎间盘的突出也可造成椎管及神经根通道的狭窄，并且临床表现上也有间歇性跛行等与腰椎管狭窄症相类似的症状。那么这一部分腰椎间盘突出症是否可诊断为腰椎管狭窄症呢？

在一般情况下，腰椎间盘突出症的临床表现较为典型，而且有其本身所固有的特点，所以将它作为一种独立性的疾病来看。但其中有一部分病人椎间盘突出的程度较大，或者伴有椎体的退行性变，或者伴有黄韧带肥厚，或者有后纵韧带的钙化，使椎管的矢状径小于正常，并出现腰椎管狭窄症的临床表现，又有影像学的检查支持，可同时明确腰椎间盘突出症与腰椎管狭窄症两种诊断。这部分病人的临床症状可以是腰椎间盘突出症的临床表现，也可以是腰椎管狭窄症的临床表现，也可两者兼而有之。但腰椎管狭窄的症状即间歇性跛行、主诉与客观检查矛盾，以腰部后伸受限为主。

临床上确诊腰椎管狭窄症的患者中一部分人并没有腰椎间盘突出，其椎管狭窄的原因可以是发育性的骨性狭窄，也可以是韧带肥厚或钙化引起的继发性狭窄，这样的病人在早期常常被误诊为腰椎间盘突出症，在保守治疗无效的情况下才想到是腰椎管狭窄症。鉴别诊断腰椎间盘突出症与腰椎管狭窄症的最主要的手段是 CT 检查，CT 检查可清晰地反应腰椎椎管的矢状径和横径，一般认为，腰椎椎管的矢状径小于 13 毫米就为椎管狭窄，横径的正常值为 16 毫米。

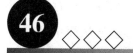

46

怀疑患腰椎间盘突出症的病人进医院就诊应选择哪些科室？

有一位患腰痛伴左侧下肢麻木已有数月的病人，自己以为是居住处潮湿，受了寒，只到妇科检查，发现患有盆腔炎，医生未仔细询问病史就认为是盆腔炎导致的腰痛，忽略了下肢麻木的表现。在治疗盆腔炎数月无效时，才到外科就诊，经 X 片及 CT 检查后发现其腰痛主要是腰椎间盘突出症引起的，并采用手术治疗痊愈。那么遇到自己或亲人出现腰腿痛的症状，怀疑患腰椎间盘突出症时应选择哪些科室就诊呢？

首先应到外科、骨科或推拿科、针灸科就诊，拍腰椎 X 线正侧位片、如果怀疑有椎弓崩解应加拍腰椎双斜位片，以判断腰椎的骨质有无破坏，生理曲度是否改变，椎间隙是否变窄及腰椎退变的情况等，以指导下一步的检查和治疗。如果检查提示可能患腰椎间盘突出症，不管腰椎 X 线片有无阳性表现，都要进行腰椎间盘 CT 检查，腰椎间盘 CT 检查可明确显示椎间盘突出的位置、大小、形状及与周围组织的关系，可得出腰椎管矢状径的具体数值，以供诊断参考。如果是腰椎间盘突出症，应首先选择自我疗法，具体方法在后面专门讲述，其次选择推拿、牵引、整复治疗，配合针灸及药物治疗。如果治疗方法得当，一般半个月到一个月左右就可明显缓解。

近几年一门新兴的以控制疼痛、减轻痛苦为宗旨的镇痛学科正逐渐开展起来，该学科以神经阻滞疗法为主，结合骶管注射疗法，能迅速减轻或消除患者的痛苦，对急性期发作疼痛较重的患者有显著疗效，在有条件的地区可作为急性期的首选疗法。如果配合手法牵引治疗疗效更佳。

我提议凡是检查出腰椎间盘突出症的患者最好遵从这样一个就诊路径比较好，尽可能少走弯路，取得最好的效果。

推拿科、理疗科、康复科保守治疗——疼痛科微创治疗——脊柱外科手术治疗——回到推拿科、理疗科、康复科康复治疗，遵从从简单到复杂的原则，保守治疗实在不行了再选择微创治疗，微创治疗效果不满意再选择手术治疗，手术治疗后回到康复科室进行康复治疗尽快恢复功能！

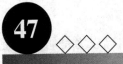

腰椎间盘突出症患者需要做哪些检查？

腰椎间盘突出症患者需要做的检查如下：

一是问明病史，并检查腰部的活动情况。在正常情况下，腰部前屈约45度，后伸约30度，左右侧屈可达30度。在腰椎间盘突出时，腰部的前屈、后伸及向患侧侧屈均可受限。有人报道，因后伸时后方间隙变窄而使椎间孔变窄，加重了对神经根的刺激。前屈时椎间隙前窄后宽，促使突出的椎间盘向后挤压，也可加重对神经根的刺激，因此，腰椎间盘突出的患者可前屈受限，也可后伸受限。

其次是检查腰椎的生理曲度是否变直或后突。正常情况下，脊柱有 4 个生理曲度，腰椎是呈前凸的。由于腰椎间盘突出后，刺激了相应的神经根而引起疼痛，为了使突出物的张力变小以减轻对神经的刺激，椎间隙的后部增宽，因而在外形上出现生理前凸变小，甚至平直或反向，以尽可能加宽后部间隙，使后纵韧带紧张度增加，而髓核部分还纳。同时可使黄韧带相应紧张，增大了椎管容积。

腰椎间盘突出症患者的腰椎可凸向患侧或健侧，这取决于突出物与神经根的关系，如突出物在神经根的内侧，腰椎向健侧凸弯，从而减轻突出物对神经根的压迫和刺激。相反，如突出物在神经根的外侧，腰椎则凸向患侧。部分患者出现交替性侧凸的变化，这往往是突出物位于神经根的正前方。当腰部活动时，神经根可移向突出物的内侧或移向外侧。此种迹象常表明神经根与突出物粘连的不紧密。一般说来，腰 4/5 椎间盘突出出现侧凸的程度比腰 5/ 骶 1 明显。

腰椎旁的压痛点在腰椎间盘突出症诊断中具有重要价值。压痛点多位于病变间隙棘突旁。如突出发生在腰 4/5 间隙，则在腰 4/5 棘突间隙旁有深压痛。典型者压痛向同侧臀部及下肢沿坐骨神经分布区放射。这是因为深压时刺激了腰部肌肉的背根神经纤维，使原来敏感性已增高的神经根产生感应痛。放射的远近程度不一，有的患者仅放射到骶尾部或同侧臀部，亦有一部分病人无明显放射，或只有局部的深压痛，甚至压痛也不重。这与按压的部位是否准确、病人肌肉的发达程度、病变发展的不同阶段都有关系。

体格检查

（1）直腿抬高试验和加强试验：病人仰卧，双下肢伸直，检查者抬高患侧下肢，至出现坐骨神经痛为止。正常情况下，下肢可抬高 70 ～ 90 度，在腰椎间盘突出时，多明显低于此度数即出现较重的坐骨神经痛，为直腿抬高试验阳性。另有人认为先屈髋屈膝，后伸膝，诱发疼痛与对侧比较，其结果比直腿抬高试验更敏感。加强试验：方法同直腿抬高试验，待出现坐骨神经痛后，略降低患肢被抬高的角度至疼痛基本消失时，再将踝关节被动背屈，如出现神经紧张度进一步增高而引起疼痛即为阳性。此试验可帮助鉴别直腿抬高试验阳性是由于神经还是肌肉因素所致。

（2）健肢抬高试验：患者仰卧，当健肢被抬高时，健侧的神经根袖牵拉硬膜囊向远端移动，从而使患肢的神经根亦向下、向中线移动。当突出物位于神经根的内侧时，神经根向下移动受到限制，压力增大，引起疼痛。如突出物位于神经根的外侧时，此试验为阴性。

（3）屈颈试验：患者取坐位和半坐位，双下肢伸直，此时坐骨神经已处于一定紧张状态，令病人屈颈如引起下肢的放射痛为阳性。从上方牵拉硬膜囊和脊髓刺激了神经根。

（4）股神经牵拉试验：病人俯卧位，患侧膝关节伸直或医师将患者小腿上提，使髋关节处于过伸位，出现大腿前方疼痛为阳性。在腰 2/3 或腰 3/4 间盘突出时，此试验为阳性。当腰椎后凸明显时，做此试验可因骨盆后旋而产生腰痛，但无股神经痛，不可误认为阳性。

（5）仰卧挺腹试验：腰椎间盘突出的病人直腿抬高试验多为阳性，但一些经常练功的人由于关节韧带松弛，直腿抬高到 90 度时仍可不出现疼痛，此时可用仰卧挺腹试验加以鉴别。患者仰卧，作抬臀挺腹的动作，使臀部、背部离开床面，出现患肢的放射痛为阳性。如作上述动作无疼痛，则可在仰卧挺腹状态下做咳嗽动作，若引起下肢的放射痛则为阳性。

神经系统检查需作坐骨神经支配区的感觉、运动、反射等检查：

（1）感觉检查：当神经根受到刺激时，可表现为痛觉过敏，而当神经根受累时间较长或受压较明显时，则出现痛觉减退或消失。其感觉障碍的部位取决于突出的部位。腰 4/5 间盘突出的病人，感觉障碍区多出现在小腿外侧、后外侧或足背的内缘。而骶 1 神经根受累时，感觉障碍则出现在足跟部或足外缘。腰 1～3 的高位椎间盘突出，其感觉障碍区同样符合根性分布的特点。

（2）运动障碍及肌萎缩：当腰 4/5 椎间盘突出时，可出现患侧拇趾背伸力减弱。神经根受压时间较长或较重时，可出现足的背伸力、外展力减弱。腰 5/ 骶 1 椎间盘突出时，患足及趾的跖屈力可有不同程度减弱。患肢肌肉萎缩有两方面因素：一是由于患肢疼痛，负重减少引起的废用性萎缩；二是由于神经根受压导致下运动单位损害。

（3）反射改变：当骶 1 神经受到刺激或压迫时。跟腱反射可表现为减弱或消失，这对诊断腰 5/ 骶 1 椎间盘突出有重要参考价值。如果患侧膝反射出现异常，应警惕是否存在腰 3/4 椎间盘突出。有人认为腰 4/5 椎间盘突出约有 5% 可能性出现膝反射的亢进或减弱。

以上是医生在查体过程中需要做到的基本检查，在查体结束后，如怀疑是腰椎间盘突出症时，还应常规拍 X 片以排除骨质病变，观察腰椎的生理曲度、腰椎椎间隙、腰椎小关节，为以后的治疗提供客观的依据。CT 检查可直观地显示椎间盘突出的位置、形状、大小，椎管的矢状径、横径，黄韧带和后纵韧带是否钙化，骨质退变的情况等等。要了解神经损伤的情况可行肌电图检查。血沉检查可排除体内的炎症性病变，类风湿因子可鉴别是否有类风湿病变。

48

◇◇◇

腰椎间盘突出症病人应怎样配合医生做好检查?

在临床工作中，医生的诊治固然重要，患者本人或家属的配合也不可忽视，尤其是腰椎间盘突出症是一种运动损伤性疾病，患者本人的日常生活与疾病的发展变化密切相关，应树立战胜疾病的信心，密切配合医生的诊治，争取早日康复。作为一名患者，当医生询问病史时，应客观地、具体地回答医生的提问。如发病的原因，是搬重物扭伤还是受凉引起的；发病的时间；发病后的发展变化；疼痛或麻木的具体部位及体位变化的影响；疼痛或麻木等症状与天气、运动、冷暖的关系；以前有没有类似的症状，怎样才能缓解；父母、兄弟、姐妹中有没有类似的疾病；发病后经过了哪些治疗，效果如何；有没有其他相关的疾病，如泌尿系结石、骨结核、肿瘤、糖尿病等，女患者若在经期、孕期、哺乳期应说明。

在医生查体过程中，患者应尽量放松身体，查压痛点时应明确告诉医生压痛的部位、程度，如果有多个压痛点可说明它们各自的程度，是否有放射痛，放射的部位在哪里。做直腿抬高试验时应在疼痛或麻木出现明显加重时说明，如果疼痛剧烈可告诉医生轻点，不要拒绝检查或含糊应付。查肌力时应用最大的力量按医生的要求去做。感觉的检查往往比较复杂，医生要反复对比左右或上下找出感觉减退的范围以确定受压的神经，患者可仔细配合体验，以便使检查结果更准确。

拍 X 线片时要求患者充分暴露局部，丝毛衣物可吸收一部分 X 线，使图像模糊不清，应尽量避免。照斜位片时要按医生的要求摆好姿势，只有姿势准确，才能看清椎弓的情况。

治疗要遵照医嘱，不懂的地方要仔细询问，弄清治疗的目的。尤其是用药的情况及治疗的副作用，最好能与医生进行必要的交流和沟通。对于注意事项，如卧硬板床休息、腰围固定、弯腰活动受限、口服适当的药物等等，最好事先能了解清楚。

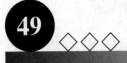

在就诊过程中如何防止被"忽悠"？

春节晚会中赵本山的"忽悠"大家都知道，但生活中就有这么多的人被"忽悠"，片面听信广告，听信医托的巧言花语，病急乱投医等等，都不利于疾病的康复，甚至还会上当受骗，贻误病情。我个人就多次碰到过医托行骗的过程，甚至我的亲友也有受了医托的骗但及时告诉了我而避免受骗的经历。在此描述一下，供广大患者朋友参考。

故事 1：几年前有一天我不坐诊，没穿白大褂站在门诊大门口等一位朋友，听见旁边一个男的问一对来自农村的夫妻看什么病，那对夫妻就回答说是腰椎间盘突出症，在我们推拿科看的。因为是与我们科有关系就格外留心，他又问是不是找某某专家看的，然后就开始说这个专家的坏话，说他的妻子也是腰椎间盘突出症，找这个专家花了很多钱没有治好，在一个小门诊花了不多的钱就好了。说得这对农民夫妇有点动心，真想听他的跟着他去。咱出身于农民，知道农民的不易，又是在糟蹋我们科的声誉，顿时怒火中烧，喊了两个保安出来控制住这个医托，对那对农民夫妇说明了情况，告诉他们遇到同样的事千万不要信，还是在医院好好治疗，然后把可恨的医托拉到保卫科一顿……哈哈，在此不便多说。

医托也不容易，见了什么病人就说他家里人也是同样的病，简直就是诅咒。他们领到骗人的小门诊后就想办法套出你带了多少钱，给你开几付不值钱的草药，然后划价说比你带的钱略少，给你留出回家的路费，其他的统统骗走，真够可恶的。

故事 2：我的一位老乡从老家来找我看病，在等待 CT 结果的时候被医托盯上，他真的信了，决定跟医托走，万幸的是他说我有个老乡在这个医院工作，要给我说一声再走，医托听了赶紧溜了，这个老乡还疑惑怎么不领他去了，到我门诊给我一说，我立刻告诉他这就是医托，他听了出了一身冷汗。

故事 3：当我正在写这篇稿子的时候，我又遇到了医托，这天上午我休息，在科里开完会后出了门诊大楼的门接了一个电话，当我接完电话脚下的速度放慢的时候，就听见一个外省口音的中年女子对一对抱孩子的外地夫妇说："我的孩子也是这个病，就是在某某医院看好的。"我马上意识到可能是医托，停下脚步仔细听他们的对话，就听见抱孩子的年轻的父亲打电话说有好心人要领他们到某某医院去，专治这个病。真的是医托！我站在离他们 2～3 米的地方，一副正气凛然的样子盯着他们看，警惕的医托发觉后赶紧向大门口走去，那对抱孩子的夫妇还在疑惑着呢。我对他们说："你们遇到了骗子，你们想想他们的孩子既然好了还来医院转悠什么？明摆着是骗你们的！"

写到这里不禁为那些受骗的人感到惋惜，其实很简单，只要提高警惕，多问几个为什么，必要时求助医院的工作人员，遇到威胁时还可以求助 110，这些骗子的套路也很简单，就是这么一套：你得的是什么病？他或他家的某某也是这个病，和你的一模一样，在这里花了多少钱没看好，在哪里哪里只花了多少钱看好了，我领你们去等等。

50

腰椎间盘突出症患者可在身体的哪些部位找到压痛点？

腰椎间盘突出症患者可在身体的许多部位出现反应点，不同的病情反应点也有所不同，在病理发展的不同阶段，反应点也会出现相应的变化。从这些反应和变化中我们可以了解到病情的发展，并提供相应的治疗方法。

腰部的压痛点对腰椎间盘突出症的诊断有重要的意义。压痛点一般位于突出间隙的棘突间和棘突间旁开 1～2 厘米，一般为深压痛。压痛的程度不能反应突出的轻重，但可以反应神经根炎症水肿的程度。在突出的急性期，压痛一般比较明显，可出现向臀部或下肢放射，在缓解期压痛可明显减轻甚至消失。压痛点的多少也不与突出间隙成正比，一般与神经根的炎症水肿相关，有炎症的椎间隙可出现压痛点。如果 CT 显示有 3 节椎间盘突出，而临床只有 2 节有压痛反应，说明引起症状的只有这 2 节。在缓解期，有些突出较重的患者下肢疼痛或麻木的症状明显，而腰部的压痛却很轻，甚至没有明显压痛，这时候就要以腰椎 CT 的表现为依据指导临床治疗。

有的患者在棘突部有浅压痛，深压痛反而较轻，局部弹拨时疼痛加重。这是棘突过敏症的典型表现，与腰椎间盘突出症的发病无明显关系，与局部受凉或摩擦大多有关，多发于第 6 ～ 9 胸椎棘突，因为这些棘突在仰卧位时受压明显。腰椎棘突过敏症多发生于腰椎生理曲度变直或后凸的患者。治疗以点刺放血或小针刀治疗为主。

有的患者在第三腰椎横突头处出现压痛点，部位局限且疼痛明显，一般一侧较重一侧稍轻，多发生于体型较瘦的患者，这往往是第三腰椎横突综合征的表现，也是腰椎间盘突出症常见的并发症之一。还有的腰椎间盘突出症患者在患侧的臀上皮部或梨状肌部有明显的压痛点，这也是腰椎间盘突出症的并发症，多发生于腰椎间盘突出症后期，也可在腰椎间盘突出症好转后发作。腰椎间盘突出症的患者还可在坐骨神经分布的下肢相应的反应点有压痛反应，这些反应点多在神经根的炎症反应减轻后缓解，一般不需要特殊治疗。

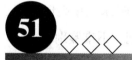

什么是直腿抬高试验？它有什么意义？

直腿抬高试验是检查腰椎间盘突出症的一个重要方法，在一定意义上可以反应神经根受压的程度，也可以作为判断腰椎间盘突出症病情轻重的一个标志，方法简单、诊断可靠，在腰椎间盘突出症治疗过程中需要多次观察、记录。

正常人在仰卧位下肢于膝关节伸直位时，被动抬高下肢的活动度数为 60°～ 120°。当抬到最大限度时仅有腘窝部不适感。在进行这一检查时应先试验健侧，并注意其最大活动范围以便于与患侧作对比。然后再检查患侧。检查时病人仰卧，检查者一手握住患者踝部，另一手置于其大腿前方，使膝关节保持伸直位抬高到一定角度，患者感到疼痛或疼痛明显加重，再抬高有阻力为阳性，并记录其抬高角度。如抬腿仅引起腰痛或仅腘窝部疼痛不适，皆不能算为直腿抬高试验阳性。如检查时有小腿外侧的放射痛、足背直达拇趾的麻痛感或放射痛或直达踝部、跟部的疼痛，皆为较典型的直腿抬高试验阳性；如仅有大腿后方的放射痛则只能算作阴性或可疑阳性。直腿抬高试验的机制是由于突出的椎间盘组织压迫神经根后，限制了神经根的正常活动度，当直腿抬高超过了原已减小的移动度，刺激神经而致疼痛。腰椎间盘突出症的病人，在发作期绝大多数都出现直腿抬高试验阳性。

直腿抬高试验还有一种加强试验，其方法同直腿抬高试验，当直腿抬高出现坐骨神经痛后，略降低患肢被抬高的角度至疼痛基本消失时，再将踝关节被动背屈，如出现神经紧张度进一步增高而引起疼痛，即为阳性。此试验可帮助鉴别直腿抬高试验阳性是由于神经还是肌肉因素所致。如果是髂胫束、腘绳肌等肌肉因素引起的下肢抬高受限时，加强试验为阴性。如果是神经根受压引起的，此时放射痛会明显加重，临床上单纯髂胫束、腘绳肌的损伤表现与腰椎间盘突出症的表现有明显差别，不难鉴别。

健肢抬高试验：患者仰卧，当健肢被抬高时，健侧的神经根袖牵拉硬膜囊向远端移动，从而使患肢的神经根亦向下、向中线移动。当突出物位于神经根的内侧时，神经根向下移动受到限制，压力增大，引起疼痛。如突出物位于神经根的外侧时，此试验为阴性。临床上结合 CT 检查结果，如果有多节段椎间盘突出时，可通过此试验发现引起症状的主要节段，指导临床治疗。

做直腿抬高试验时应注意以下几点：检查时应在病人精神尽量放松的情况下进行，若病人疼痛较重，抬高患肢时应非常缓慢，待病人在放松条件下表现疼痛明显加重时记录下肢与床面的角度为检查结果。如果快速抬高患肢，病人本在 30 度时出现疼痛，但等病人表现出来，可能已抬高到 50 度，直接影响检查的准确性。

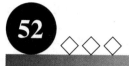

为什么腰椎间盘突出症患者伸拇力、屈拇力会有变化？

在常见的腰 4/5 和腰 5/ 骶 1 椎间盘突出症中，腰 4/5 椎间盘突出可压迫腰 5 神经根，腰 5 神经根支配的肌群肌力会出现下降，腰 5 神经根支配胫前肌、伸拇长肌、伸趾短肌肌力下降，表现为伸拇力减弱或消失。骶 1 神经根在足趾部主要支配屈拇肌群。所以，腰 5/ 骶 1 椎间盘突出可影响患侧的屈拇力。

查体时，如果发现患者的伸拇力减弱，可初步断定腰 4/5 椎间盘有明显突出，相应的，如果屈拇力减弱，可断定腰 5/ 骶 1 椎间盘突出。

当突出物压迫神经根较重时，可出现相应支配区域的肌肉麻痹甚至萎缩。

梨状肌紧张试验对腰椎间盘突出症患者有什么临床意义？

梨状肌紧张试验是检查患者梨状肌与坐骨神经的关系的一种试验方

法，具体做法如下：

患者仰卧位，检查者用力屈曲、内收、内旋髋关节，使梨状肌紧张并压迫坐骨神经而引起臀部疼痛和坐骨神经刺激症状者为阳性，临床上称为梨状肌综合征。梨状肌综合征是梨状肌产生炎症引起坐骨神经受压而产生的一系列症候群。腰椎间盘突出症的病人如果发病早期未得到充分的卧床休息或及时有效的治疗，腰椎功能活动的不平衡以及坐骨神经干对梨状肌的影响可诱发梨状肌的炎症，此炎症反过来又可影响坐骨神经而出现一系列症状。

梨状肌紧张试验可检查腰椎间盘突出症病人是否并发梨状肌综合征，如果有，应在治疗腰椎间盘突出症的同时积极治疗梨状肌综合征，可有效帮助腰椎间盘突出症的治疗。有的病人腰椎间盘突出症的症状治愈后，未积极治疗梨状肌的病变，仍存在梨状肌综合征的部分症状，如臀部轻微疼痛不适、下肢血液循环缓慢、有时出现放射痛的症状等，这些症状可影响腰椎的功能活动而诱发腰椎间盘突出症的复发。因此，梨状肌病变的治疗对腰椎间盘突出症患者来说非常重要。

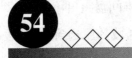

腰椎 X 线片能说明什么问题？

对怀疑有腰椎间盘突出的病人常规拍摄 X 线片有重要的意义。

首先，X 线片能显示腰椎间盘突出的间接征象。

（1）单一椎间隙变窄或前窄后宽。单一的腰 4/5 椎间隙变窄，病人若同时伴有椎间盘突出的症状和体征，对此症的诊断及定位有重要的价值。

（2）如存在两个以上的椎间隙狭窄，除个别多处突出外，一般只表明退变，对腰椎间盘突出症的诊断及定位价值小于单一椎间隙变窄。腰 5/ 骶 1 椎间隙变异较多。正常情况下此间隙较腰 4/5 椎间隙窄 2/5，甚至 1/2 以上。因此，腰 5/ 骶 1 椎间隙只有在显著变窄时才有意义。

（3）椎体后缘增生的骨刺，局限性腰 4/5 椎间隙椎体前缘的唇样增生、椎间孔变窄等都对腰椎间盘突出症的诊断有重要的参考价值。

其次，X 线片可排除其他实质性病变。腰椎间盘突出症的症状主要是腰痛、臀痛、腰痛伴腿痛、腿痛等，症状典型者诊断并不难，而非典型的病例或在早期极易与其他腰腿痛疾患相混淆，这些疾患往往可在 X 线片上被发现。例如：强直性脊柱炎、腰椎结核、骶髂关节结核、腰椎感染、椎体原发肿瘤、椎体转移癌、椎管内肿瘤、盆腔肿瘤、椎弓崩解、第五腰椎横突肥大、椎体畸形、钩状棘突、腰椎后纵韧带钙化等，在 X 线片上都有不同的表现，因此，对怀疑有腰椎间盘突出的腰腿痛患者，常规拍摄 X 线片，在诊断与鉴别诊断上有重要意义。

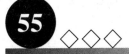

55

腰椎间盘突出症患者的 CT 检查有什么表现？

CT 是从 70 年代开始发展起来的计算机体层扫描技术，它以检查方便、图像清晰、密度分辨率高、无痛苦等优点，20 年来发展迅速，是确诊腰椎间盘突出症的最简单、有效、直观的方法。CT 与 X 线摄影的相同点在于都是以 X 线为放射源。其不同点在于 CT 的图像为检查部位的横断面，经信息转换和计算机处理后的图像分辨率高，在普通 X 线图像中不易显示的组织器官和病变，在 CT 图像能够显示出来。另外，图像是层面图像，相互之间的解剖关系清楚。腰椎间盘突出症的 CT 图像表现有：

（1）椎间盘后缘变形：正常情况下，椎间盘后缘与骨性关节面板的边缘平行，在髓核突出时，椎间盘后缘有一局部突出，根据局部改变的性质可区分为椎间盘破裂与弥漫性膨出，后者为退行性变的一种早期征象。

（2）硬膜外脂肪移位：下腰椎区域尤其是硬脊膜囊变小的腰 4/5 和腰 5/ 骶 1 平面，通常有丰富的硬膜外脂肪。正常的硬膜外透亮区形态和大小对称，椎间盘纤维环破裂时，呈软组织密度突出的髓核，替代了低密度的硬膜外脂肪，在椎间盘突出的平面上，两侧的透亮区不对称。

（3）硬膜外间隙中的软组织影：硬膜外间隙中的软组织影代表突出的髓核的大小和位置。

（4）硬脊膜囊变形：当椎间盘突出时，其后缘变形，硬脊膜囊也同样受压变形，在大的椎间盘突出病例中，硬脊膜囊可显著变形并缩小呈新月形裂隙状。

（5）神经根鞘的压迫和移位：正常情况下的神经根鞘位于骨性椎管的外侧，椎弓根的内侧，在椎间孔内。椎间盘突出时，根鞘可向后推移。

（6）突出的髓核钙化：髓核长期突出时，突出物可钙化变性，呈现高密度影。

（7）真空现象：髓核本身的脱水和变性，使髓核内积气称真空现象。椎间盘内气体的存在为一种变性征象。突入椎体的髓核，其周围可见到骨硬化带，称为许莫氏结节。

腰椎间盘突出症在 CT 诊断中需与椎管内肿瘤鉴别。在 CT 图像中可测量出椎管的前后径和横径，以明确腰椎管是否狭窄。

56

◇◇◇

腰椎间盘突出症患者的核磁共振（MRI）检查有什么表现？

核磁共振成像技术是近十几年来发展起来的一项新技术。它不需借助

X 线，对人体无辐射危害。其成像清晰度高，可以直接观察脊髓和髓核组织、纤维环。其最大的不足是费用太高。

在矢状位片中，腰椎间盘突出症患者髓核的大小、形态以及信号强弱均可以得到清楚的反映。在正常情况下，髓核的后缘应不超过相应的椎体的边缘，其信号强度均匀。当椎间盘发生退变而突出时，MR 信号将减弱。信号的强度越低，表示椎间盘的退变程度越重。随着退行性变的加重，在矢状位上可以看到髓核 MR 信号进一步降低，椎间隙变窄，椎间盘向后突出超出椎体后缘。在有些患者的矢状位片上，可以看到脊柱后方的脂肪白线受压中断。

由于核磁共振技术成像的清晰度高，大大提高了腰椎间盘突出症的确诊率，避免了患者在术前再做椎管造影之苦。

另外，核磁共振检查可以直接观察脊髓、蛛网膜下腔，对于脊髓肿瘤有很好的显示效果，对脊柱结核和脊柱转移癌的诊出率较高，可以弥补 X 线和 CT 检查的不足之处。对于腰椎间盘突出症患者来讲，CT 检查足以直观地显示椎间盘突出的部位、程度、压迫情况等，只有怀疑有椎管内占位病变时，才行 MR 检查。

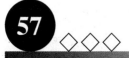

57

肌电图检查对腰椎间盘突出症的诊断有什么帮助?

肌电图通过描述神经、肌肉单位活动的生物电流，来判断神经、肌肉所处的功能状态，再结合临床，对疾病作出正确的诊断。利用肌电图检查，可帮助区别病变是神经源性或是肌源性。对于神经根受压迫的诊断，肌电图更有重要的诊断价值。

运动单位又称神经肌肉单位，是由一个前角运动神经元及其支配的肌纤维组成。正常的运动单位在静止时肌纤维呈极化状态。神经冲动传到肌纤维时，肌纤维呈去极化状态，即产生动作电位并发生收缩，收缩之后又恢复极化状态。由于神经、肌肉病变性质及部位的差异，动作电位也不同。通过多极放大后将其显示在肌电图纸上，可用肉眼观察波形。

对于腰椎间盘突出症患者，肌电图检查正确率很高，其诊断与手术符合率高于脊髓造影。特别是对于腰 5/ 骶 1 椎间盘突出者，如脊髓造影位置过低，检查结果可能不满意，此时做肌电图检查对腰椎间盘突出症患者的诊断将有重要意义。

肌电图检查还可以对腰椎间盘突出症患者的治疗效果做出适当的评估。可了解病变椎间盘对神经根的压迫程度及神经变性的程度。在治疗后又可从肌电图上知道神经根压迫的解除程度及神经变性的恢复程度。对于术后下肢疼痛复发的患者，对比术前、术后其肌电图的表现，可以区别术后神经根粘连、髓核再突出或功能性等原因引起的疼痛，对制定治疗方案有良好的指导意义。

在治疗效果不明显，下肢仍有麻木、疼痛等症状时，可以做肌电图检查，以明确神经根的损伤部位及程度，及时调整治疗方法，以取得更满意的疗效。

58

腰椎间盘突出症的病人为什么需要抽血检查？

腰椎间盘突出症病人在就诊时，有时医生除了要求拍 X 线片、CT 等检查外，还要求病人抽血检查。为什么要检查血液呢？这是因为很多疾病，都可能引起不同程度的腰痛或腰腿痛的症状，在患者对医生诉说腰痛或腰腿痛的症状时，医生不但要根据临床症状、体征及查体的结果来判断病变的位置、性质，还要抽血检查排除其他疾病，以求诊断正确。临床上医生常建议的血液检查主要项目如下：

（1）血沉：血沉是红细胞沉降率的简称，是指红细胞在一定条件下沉降的速率。正常情况下红细胞在血浆中具有相对的悬浮稳定性，沉降极缓慢。但临床上许多疾病血沉可明显增快，如急性细菌性感染、风湿热、范围较大的组织损伤及坏死、恶性肿瘤、贫血、高胆固醇血症等疾病都能使血沉增快。临床腰椎间盘突出症患者进行血沉检验，主要进行风湿病的鉴别诊断。

（2）类风湿因子：类风湿因子是一种自身抗体，主要存在于类风湿性关节炎患者的血清和关节液中，简称 RF 因子。患有类风湿性关节炎的患者可出现类似腰椎间盘突出症的一些症状，故应鉴别诊断，对症治疗。

（3）抗"O"和C反应蛋白的测定：抗"O"为抗链球菌溶血素"O"测定，简称 ASO，其正常参考值为：小于 400U。风湿性疾病的病人80% 可见抗"O"增高，也是对风湿患者鉴别诊断之一。C反应蛋白能激活补体，促进吞噬和其他免疫调控作用，定性试验正常为阴性。当风湿热急性期或活动期时，可出现阳性。

通过各项血液检验结合临床症状，明确腰椎间盘突出症的诊断，如合并其他疾病时应及时治疗以免贻误病情。

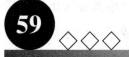

腰肌扭伤会导致腰椎间盘突出症吗？

腰肌扭伤是腰部疼痛的常见原因之一，可分为急性腰扭伤和慢性腰肌劳损。急性腰扭伤一般是指腰骶部肌肉、韧带、关节囊、滑膜等软组织的急性损伤，有时也伴有小关节的损伤。这种急性腰扭伤往往有明显的扭伤史，如腰部突然受到较大的负荷，或运动、体力劳动时腰部的姿势不当，突然受力，或二人以上一起干某项工作时彼此之间动作不协调等容易造成腰部的突然扭伤。另外摔倒、高处跌落、撞伤等外伤性损伤也可造成腰部的急性扭伤。

腰部急性扭伤后由于疼痛而引起腰部活动明显受限，腰部强直，脊柱代偿性侧弯。扭伤处的肌肉和损伤后渗出物的刺激出现保护性痉挛，痉挛状态的肌肉又反过来可加重腰部疼痛症状，使腰部除了向患侧侧弯可使损伤组织放松而能作小幅度的活动外，其他方向的活动均受到限制。严重的不能行走，甚至不能站立。急性腰扭伤主要是腰部的软组织损伤，骨关节无明显的病理改变，一般的急性腰扭伤经过治疗和休息都可治愈，但有时候治疗不及时、治疗方法不当或扭伤后没有很好地卧床休息，使损伤的腰部软组织长期处于受牵拉状态，影响了组织的愈合而遗留下慢性腰痛的症状，形成慢性腰肌劳损。

慢性腰肌劳损常被作为无明显器质性病变的慢性腰部疼痛的总称，发病原因主要有急性腰扭伤治疗不当，长期反复的腰部劳损和受寒冷、潮湿的侵袭。主要表现有：长期反复的腰部疼痛，检查无明显阳性体征，腰部疼痛可轻可重，阴雨天、寒冷潮湿的天气时，或劳累后可加重，在温暖、干燥的环境中或休息后可减轻；早晨起床后疼痛较重，活动后可减轻。一般动作无明显限制。

无论是急性腰扭伤还是慢性腰肌劳损都可以成为腰椎间盘突出症发病的原因。因为急性腰扭伤在损伤腰部软组织的同时，或多或少地对椎间盘都有损伤，加速椎间盘的退变，一旦扭伤的力量过大，就有可能造成纤维环的破裂，发作腰椎间盘突出症。

大多数腰椎间盘突出症的患者在发病前都有慢性腰肌劳损的表现。这是因为长期的慢性腰部软组织的劳损，可影响腰部软组织对腰椎关节的加固作用，增加腰椎关节的负荷，加速腰椎骨质和椎间盘的退变过程，在外力的作用下或腰部软组织受到寒冷、潮湿的侵袭，腰肌痉挛都可以诱发腰椎间盘突出症。因此，有慢性腰肌劳损的患者应积极治疗，并预防腰椎间盘突出症的发病。

　　患急性腰扭伤后应尽量卧床休息，选用手法缓解肌肉紧张，用理疗、针灸、外用中成药消除炎症，促进软组织的愈合。慢性腰肌劳损应加强锻炼，用运动疗法有目的地增强肌肉的张力，注意保暖，配合手法治疗、理疗、针灸、中药外敷。肾虚的患者可口服六味地黄丸等中成药。

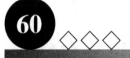

60

骶髂关节病变引起的疼痛与腰椎间盘突出症有什么不同？

　　骶髂关节由骶骨和髂骨组成，为微动关节。骶髂关节为凹凸不平、互相嵌插的耳状关节面，有重叠，无骨膜，由较强韧带连接。如在劳动或体育活动中，骶部和臀部遭受向前或向后的较大的旋转力，或直接暴力作用于上述部位，均可造成骶髂关节及韧带损伤。此外，多产妇女，每因胎儿增大，使骶髂关节韧带多次长期损伤变性，也可造成骶髂关节的慢性劳损。（图 1-14）

　　骶髂关节半脱位是由于韧带的牵拉、身体的扭转使关节轻度移位而引起的。多见于运动员和经产妇，也是腰痛的原因之一，易造成漏诊或误诊。

　　骶髂关节病变的患者有时也有腰腿痛的表现，但其疼痛是以骶髂关节部为

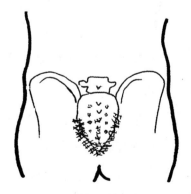

图 1-14　骶髂关节及韧带的位置示意

重点，往往有明显的外伤和劳损史，腰骶部及一侧臀部疼痛，患侧单足站立时疼痛加重，腰部过伸或急速旋转时疼痛不能弯腰，坐位时以健侧臀部负重，重者卧床不能翻身，疼痛可向下肢放射，按压骶髂关节及髂后上棘处有疼痛，叩击局部疼痛加重，腰肌紧张，下肢"4"字试验阳性、直腿抬高试验可出现假阳性但仔细检查会发现抬高下肢时以骶髂关节部疼痛为主，无明显的下肢放射痛的表现，骨盆分离试验和骨盆挤压试验阳性，X线片可显示双侧骶髂关节间隙不等宽。

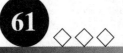

61

梨状肌综合征与腰椎间盘突出症有什么关系？

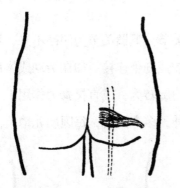

图1-15 梨状肌与坐骨神经的位置关系

由于梨状肌的急性损伤、慢性劳损或炎症肿胀，可使肌腹形成纤维束带或瘢痕条索，以及梨状肌上下孔部位的粘连缩窄，加上局部的解剖学变异，可以造成坐骨神经在梨状肌部位受激惹或受卡压而产生一系列临床表现称为梨状肌综合征。（图1-15）

梨状肌始于骶骨前面外侧，纤维向外经坐骨大孔出小骨盆，止于股骨大转子顶部内侧面，是股骨的外旋肌，与骶髂关节前韧带及第1～3骶神经根紧密接触，受第1～2骶神经支配。梨状肌将坐骨大孔分成上、下孔，通过上孔的有臀上动、静脉及神经，阴部内动、静脉及神经。坐骨神经由第4腰神经～第3骶神经前支组成，沿骨盆后壁下行，自梨状肌下孔出骨盆后，位于臀大肌的深面，经股骨大转子和坐骨结节之间降至大腿后面，并在股二头肌与半膜肌、半腱肌之间下行至腘窝。坐骨神经一般在腘窝上方分为胫神经和腓总神经。

　　坐骨神经与梨状肌的关系也有多种变异。据资料统计，坐骨神经以一干自梨状肌下孔外出的约占 60.5%，变异类型共占 39.5%，其中有一干自梨状肌中间穿过，有的分成两支从梨状肌上、下孔通过或一支穿过梨状肌，一支从梨状肌下孔通过，梨状肌与坐骨神经的这些变异是梨状肌综合征的内在因素，但只有在梨状肌或坐骨神经已有病理变化的基础上才能发病。变异的梨状肌和坐骨神经容易受到外伤、劳损、潮湿和炎症等刺激而致痛，并引起梨状肌痉挛、肥厚、粘连、挛缩、肌腱紧张而挤压梨状肌和坐骨神经的营养血管，引起局部微循环障碍，导致一系列症状的出现。因此，在腰椎间盘突出症发病后，坐骨神经的炎症和腰骶部关节平衡的失调使患侧的梨状肌处于痉挛状态，也使梨状肌综合征成为腰椎间盘突出症的主要并发症，在腰椎间盘突出的患者中约占 80%，在腰椎间盘突出症发病严重的时候其症状往往被掩盖，当腰椎间盘突出的症状缓解后梨状肌综合征的症状就会突出表现出来。

　　梨状肌综合征一般表现为坐骨神经痛的症状，以酸痛、胀麻为主，在髂后上棘下方 2 厘米处至股骨大转子连线可触及明显肿胀的梨状肌，压痛明显，可出现坐骨神经放射痛，梨状肌紧张试验阳性，少数病人表现为单纯的臀部及小腿外侧疼痛，甚至出现腓总神经麻痹的症状。

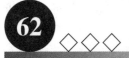

什么是腰椎后关节紊乱？与腰椎间盘突出症有什么关系？

　　腰椎后关节紊乱是指由于腰部不正确的活动或负重造成的腰椎小关节

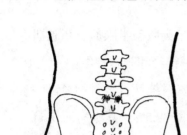

图1-16　腰椎小关节的位置

的微细错位，产生腰部疼痛、活动受限的症状。（图1-16）

"腰椎小关节紊乱"是临床常见的有关"腰痛"的诊断名词，特指有一种腰部损伤：伤后立即发生异乎寻常的剧烈腰痛。病人往往屈身侧卧，腰不能挺直，不敢动弹，惟恐别人触碰，常被误诊为急性腰肌扭伤。其实，确切的诊断应是腰椎关节滑膜嵌顿，或叫腰椎后关节紊乱症，俗称"腰椎小关节紊乱"。

以上是"百度"上关于"腰椎小关节紊乱"的词条的诊断解释，其解释的病理分析如下：

人体的腰椎，其后关节由上位椎骨的下关节突及下位椎骨的上关节突所构成。小关节面有软骨覆盖，具有一小关节腔，周围有关节囊包绕，其内层为滑膜，能分泌滑液，以利关节运动。腰椎关节突关节面的排列则为半额状位及半矢状位，其横切面近似弧形，伸屈、侧屈及旋转均较灵活。因为腰骶部活动范围较大，所以腰骶后小关节亦较松弛。当腰部突然闪扭、弯腰前屈和旋转运动时，小关节间隙张开，关节内负压增大，滑膜即可进入关节间隙中。如果伸屈时关节滑膜被夹于关节间隙，就会造成小关节的滑膜嵌顿或小关节半脱位。滑膜可因关节的挤压而造成严重的损伤。滑膜和关节囊有丰富的感觉和运动神经纤维，因而引起剧烈的疼痛和反射性肌痉挛。如不及时解脱嵌顿，就会产生慢性严重腰痛和关节炎。

在本人27年的临床工作中，也下过这个诊断，但20年前一次偶然的机会拥有了一套完整的脊柱标本，在帮助我理解腰椎的生理和病理方面提供了直观的参考。腰椎的后关节也叫小关节，它的活动幅度在腰椎的正常运动过程中是很微小的，而且后关节属于微动关节，关节囊紧密地包绕在关节周围，所谓的滑膜是关节周围正常的组织，是帮助关节顺利完成运动的辅助组织，在后关节微小的运动中滑膜很难嵌入到后关节中，所以临床上实际发生的剧烈的腰痛的症状怎么就怨到"腰椎后关节和滑膜"上了呢？再一个就是大家发现没有：全身发生的急性关节的疼痛活动明显受限的问题的时候只有腰椎的怨到了"腰椎小关节和滑膜"上来了，这不觉着奇怪吗？其实大家认真思考的话，"腰椎小关节紊乱"和"滑膜嵌顿"的诊断都没有影像学的支持，也就是说没有任何影像学的报告上有这样的诊断。

那么又是什么原因出现的"腰椎小关节紊乱"这个诊断"神词"的呢？我认为有以下几个原因：

人类对于大自然包括人体自身的认识受到外界科学手段和自身条件的局限，都是一个循序渐进的过程，都有一个从模糊到逐渐清晰，再到基本清晰的认识历程。就像对宇宙的认识，从"地心说"到"日心说"就是一个最典型的例子。大家都知道"腰椎间盘突出症"这个病在推拿专业而言是要大讲特讲的一个病种，可是在我上大学期间（1989 年）学的五版的俞大方主编的《推拿学》中，"腰椎间盘突出症"根本登不了大雅之堂，而是附属在"腰痛"一章后作为附篇介绍的，大概只有 300 字。为什么？那个时候临床没有 CT 和磁共振，要想下个"腰椎间盘突出症"的诊断患者得做很痛苦且很麻烦的"椎管造影检查"，也就是从骶管裂孔中打入造影剂碘化油，打到椎管内硬膜外腔，再拍 X 片看有没有椎间盘突出，这个检查复杂、危险、痛苦大，我刚工作的时候就有外科医生因为给病人做这个检查导致病人死亡而被迫下岗的，所以那时候在那样的技术条件下要诊断腰椎间盘突出症很难的，那时候不是腰椎间盘突出症发病率低，而是诊出率太低了。

63 ◇◇◇◇
第三腰椎横突综合征与腰椎间盘突出症有什么关系?

第三腰椎位于腰椎生理前凸的顶点,由于生理前凸的存在,第 1 ~ 2 腰椎和 4 ~ 5 腰椎前后缘承受压力不等,致使第 1 ~ 2 腰椎的椎体呈前窄后宽,第 4 ~ 5 腰椎的椎体则为前宽后窄,只有第三腰椎的椎体接近前后等宽。第三腰椎为 5 个椎体的活动中心,成为腰椎前屈后伸、左右旋转的活动枢纽,且位于腰椎活动最大的部分,其横突最长,受到的应力最大。在第三腰椎横突上有众多大小不等的肌肉、韧带、筋膜、腱膜附着,和相邻横突间有横突间肌,与棘突间有横突棘肌,横突前侧有腰大肌及腰方肌,横突的背侧有竖脊肌,尖端有腰筋膜附着。腰神经后支自椎间孔发出后,其外侧支穿横突间韧带骨纤维孔后,沿横突的背面和上面走行,并穿过横突的肌肉至其背侧,分出肌支支配骶棘肌,皮支下行至臀部称为臀上皮神经。

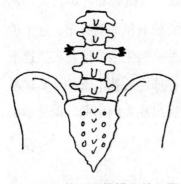

图 1-17　第三腰椎横突的位置

由于第三腰椎横突受到的应力很大,其上附着的软组织受损伤的机会很多,损伤后可导致局部出血,浆液性渗出,引起横突周围瘢痕粘连,肌筋膜增厚、挛缩,牵拉或卡压穿过筋膜的血管神经束而引起腰腿痛,甚至可通过相应的脊髓节段反射引起股神经、股外侧皮神经、髂腹股沟神经支配区疼痛,亦可引起表现多样的腹部疼痛。(图 1-17)

第三腰椎横突综合征的病人大多长期从事弯腰活动的职业或有腰扭伤史。主要表现为腰痛,亦可牵涉到臀部和下肢,甚至牵涉到腹部,弯腰后症状加重，休息后多可缓解。瘦高体型的人易患。查体可发现在第三腰椎横突尖端和背侧有较明显之压痛，有时可向下肢放射，有时可触及一纤维性的软组织硬结或条索状物。X 线片常显示第三腰椎横突过长或肥大，有时在其附近软组织内可发现不规则的钙化影。

患第三腰椎横突综合征的腰椎的生理平衡往往遭到破坏，其引起的软组织炎症、粘连可直接影响腰椎的运动功能，成为腰椎间盘突出症的诱发因素。在腰椎间盘突出症后期，脊柱侧弯等因素可造成第三腰椎横突的损伤，并发第三腰椎横突综合征。因此，患腰椎间盘突出症时间超过一个月者应常规检查第三腰椎横突，若发现有第三腰椎横突综合征的表现，应积极治疗。

64 ◇◇◇

什么是椎弓崩解和腰椎滑脱？与腰椎间盘突出症有什么关系？

椎弓崩解又叫脊椎峡部不连、椎弓崩裂（图 1-18）。人体在出生时椎弓部仍然是靠软骨来连接的，出生后约 1 ～ 2 岁左右，椎弓开始联合，并出现脊椎的横突和棘突。3 ～ 6 岁后椎体与椎弓骨核融合。生长完全的脊椎可分为椎体、椎弓、椎板、上下关节突、横突与棘突。上下关节突之间较为狭小的部分称为椎弓根峡部。如果一侧或两侧峡部骨质不连续，则称

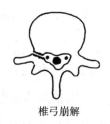
椎弓崩解

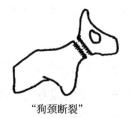
"狗颈断裂"

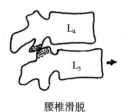
腰椎滑脱

图 1-18　椎弓崩解的腰椎滑脱

为椎弓峡部不连，也称为椎弓崩解。椎弓崩解一般是先天椎弓发育不良引起的，即一侧椎弓的两个骨化中心不愈合或一个骨化中心分裂为二。先天性椎弓崩解的发生有种族因素、遗传因素等。

腰椎滑脱是腰椎向前滑移、脱位，多是由于椎弓峡部不连，腰椎的稳定作用较弱，在劳损、外伤等情况下发生的。

单纯的椎弓崩解多无明显临床症状，只是由于腰骶部稳定性差，局部软组织容易发生劳损，多在发生腰椎滑脱后才出现临床症状。主要是腰腿痛，多为间歇性钝痛，有时为持续性，一般多不严重，对日常生活影响不大，仍能从事一般劳动，站立、行走或弯腰时加重，过度劳累或负重受压时症状加剧，卧床休息时疼痛即减轻或消失。疼痛可局限于腰骶部，也可向髋部、骶尾部或下肢放射，严重者可产生马尾神经麻痹，腿部肌肉萎缩。腰部活动时内部偶有移动感，病人有明显的腰椎前凸，躯干部略前倾，臀后突，腰骶部凹陷，第5腰椎棘突明显后突。

在影像学上，X线片是诊断椎弓崩解和滑脱的首选方法，一般包括腰椎负重侧位、前后位、左右双斜位。在腰椎侧位片上可显示出第5腰椎椎体向前滑移；斜位片上可见"狗颈断裂"。腰椎滑脱可把骶骨上关节面在侧位片上分为4等分，根据第5腰椎椎体在骶骨上向前滑移程度，将滑脱分为4度，一度为1/4以内，二度为1/2以内，三度为3/4以内，四度为3/4以上，若超过骶骨，则为腰椎脱离。

单纯峡部不连或轻度滑脱者，一般症状较轻，可采用手法治疗。在平时症状不明显时，应强调预防腰痛发作，如避免腰部过度劳累，经常进行仰卧起坐，进行腹肌及背肌锻炼，佩戴腰围，适当限制腰部活动，这样可以减轻疼痛，同时可防止滑脱进一步发展。对青少年椎弓崩解患者，佩戴腰围可促进愈合，避免腰椎滑脱。

前面讲过，椎弓崩解和腰椎滑脱的症状与腰椎间盘突出症的表现有相似的地方，而且有些情况下可同时发病或互相影响。椎弓崩解的病人腰椎的稳定性差，软组织劳损，小关节损伤退变，相应部位的椎间盘就容易劳损退变，发生腰椎间盘突出。同样，有些腰椎间盘突出症的病人虽然没有椎弓崩解，但如果发病后休息治疗不当，尤其是在勉强体力劳动后，腰椎可代偿性地向前滑脱，避免椎间盘对神经根的压迫，形成继发性腰椎滑脱。因此，在腰椎间盘突出症发病后一定要积极治疗，争取早日康复。

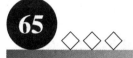

什么是脊柱隐裂？与腰椎间盘突出症有关系吗？

两侧椎弓在生长发育过程中未融合者称先天性脊柱裂，好发于下部腰椎及上部骶椎，尤其以第 5 腰椎及第 1 骶椎多见。脊柱裂只涉及骨结构而无明显临床症状者称隐性脊柱裂。（图 1–19）

隐性脊柱裂在年幼时一般无症状，成年以后才逐渐出现腰痛。这是因为在正常情况下相邻脊椎骨之间有坚强韧带相连，如椎板之间有黄韧带、棘突之间有

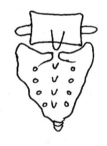

图 1–19　脊柱隐裂

棘间韧带、棘突上有棘上韧带、周围有大小长短不等的腰背肌附着。如有脊柱裂或游离棘突，上述各韧带及周围肌肉就有一部分缺乏附着点或附着不牢固，其张力与耐力均较正常为弱；又因腰骶部活动多，负重大，故造成慢性劳损的机会就大为增加。这些患者等到成年以后，负重及运动量不断增加，有关韧带、肌肉不能作适当配合，因此，原先隐蔽的症状出现，但经适当休息或减轻体力劳动后，症状就大为减轻。在第 1 骶椎隐裂时，由于裂隙之间仅有纤维膜相连，腰部后伸时，第 5 腰椎棘突恰好顶在纤维膜上或缺损椎板残余的断骨上，纤维膜与硬脊膜或神经根可发生粘连，因而引起类似于腰椎间盘突出症的腰痛及下肢放射痛的症状。同样，由于脊

椎隐裂的患者腰骶椎的结构缺陷，也可造成腰骶部稳定性差，关节受力不平衡，软组织劳损，椎间盘易于退变老化，伴随发生腰椎间盘突出的也常见。另外，隐性脊柱裂伴有腰椎骶化、骶椎腰化的情况也常见。

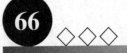

什么是腰背部肌筋膜炎？与腰椎间盘突出症有什么关系？

腰背部肌筋膜覆于腰背部肌肉的表面，肌肉收缩时，肌筋膜不仅参与位移活动，同时参与肌肉收缩的张力活动，这样才能充分保证肌肉收缩的正常功能。肌筋膜的纤维结缔组织十分丰富，并富有弹性。在因炎症病变时，筋膜中的纤维组织弹性减退，出现退行性变。这时可在病变的纤维组织中找到炎性结节及压痛点。

腰背部肌筋膜炎是一种非特异性的纤维结缔组织炎症，其发病的主要原因有：（图1-20）

（1）损伤：损伤为本病的重要原因，损伤有急性损伤与慢性损伤两种。急性损伤是指运动或工作时受伤，使肌肉、腱膜组织或骨与关节发生急性损伤。受损组织逐渐纤维化及瘢痕收缩，可在软组织中形成过敏性病灶，引发此病。慢性损伤是指反复微小的损伤，如工人使用风钻、打字员的重复劳动，也可形成损伤。脊柱侧弯畸形或两侧关节的不平衡可引起腰背部肌肉、筋膜的损伤而疼痛。

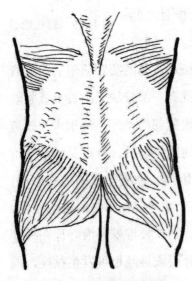

图1-20　腰背部肌筋膜

（2）寒冷和潮湿：这是腰背部肌筋膜炎发病的最主要的原因。在寒冷的环境下，腰背部血液循环发生改变，血管收缩、缺血，从而造成局部纤维组织炎症，这种原因引起的腰背部肌筋膜炎多见于北方，并随着气温的变化而减轻或加重。潮湿环境可使皮肤的代谢功能发生改变，特别是排汗功能降低，导致了腰背部肌肉、筋膜等组织的血液流速减慢，引起微血管充血、淤血、渗出、变形，最终形成筋膜纤维织炎。这种原因引起的炎症多见于南方夏秋梅雨季节。

（3）病毒感染：流行性感冒、麻疹病毒感染可引起肌肉纤维组织的免疫性反应。

（4）精神长期处于紧张状态，或一种姿势过久可使肌肉张力增加，甚至痉挛，产生反射性深部疼痛过敏，经过疼痛—痉挛—疼痛的过程，使疼痛加重，形成恶性循环。焦虑症的患者对疼痛的反应敏感而强烈。

（5）痛风和风湿类疾病均可引起该病。

腰背部肌筋膜炎的主要表现是弥漫性疼痛，腰背部、臀部均有不同程度的疼痛，以腰部及髂嵴上方最明显，伴有酸胀、僵硬、麻木等其他不适的感觉。早晨起床后疼痛加重，活动后可缓解，劳累后可加重。检查时可在发病的腰背部触到僵硬的条索状物或结节，这些结节是炎症后结缔组织中的纤维挛缩及瘢痕化形成的小病灶，在骶棘肌外缘、髂嵴上、骶髂关节部位、腰椎横突部多见。

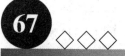

什么是强直性脊柱炎？与腰椎间盘突出症有什么关系？

强直性脊柱炎是多发性关节炎的一种类型，其特征是从骶髂关节开始，逐步上行性蔓延至脊柱关节，造成骨性强直。病损以躯干关节为主，亦可波及近躯干的髋关节，但很少波及四肢小关节。

该病滑膜肥厚和关节软骨面的腐蚀破坏较轻，很少发生骨质吸收和关节脱位，但关节囊和韧带的骨化却较突出，加之关节软骨面的钙化和骨化，极易发生关节骨性强直。结合部的炎性肉芽组织既能腐蚀结合部的松质骨，又可向韧带、肌腱、关节囊内蔓延，在组织修复过程中，新生的骨质生成过多，不但足以填补松质骨的缺损，还向附近的韧带、肌腱、关节囊过渡，形成韧带骨赘。这种增生和发展的结局是导致关节骨性强直的重要原因。此种变化多见于髋关节，也可见于椎间盘、关节突间关节、骶髂关节、坐骨结节、耻骨结节等处。

本病多见于 15 ～ 30 岁的男性青年，多有家族遗传史，早期腰骶部、髋部、背部酸痛僵硬，腰椎前凸消失，不能挺腰，只能半俯身行走。其病变多以骶髂关节开始，逐步上行蔓延至颈椎，最后致脊柱强直，四肢大关节也可累及。约有 80% 的病人发作与缓解交替进行，病程可达数年或数十年；约 20% 的病人发病急骤，出现高烧等全身症状。X 线拍片示：早期骶髂关节边缘模糊，少见致密，关节间隙加宽；中期关节间隙狭窄，关节边缘骨质增生与腐蚀交错，呈锯齿状；晚期关节间隙消失。早期脊椎仅见骨疏松，中晚期出现小骨刺、方椎、小关节融合，关节囊及韧带钙化，脊柱强直呈"竹节"状，骶髂关节改变，是诊断本病的主要依据之一。

强直性脊柱炎早期可表现与腰椎间盘突出症类似的腰腿痛症状，有可能造成误诊，但其与腰椎间盘突出症是发病性质完全不同的两种疾病，腰椎间盘突出症是运动劳损性疾病，强直性脊柱炎是人体免疫系统的异常变化。

68

◇◇◇◇

骨质疏松是怎样形成的？与腰椎间盘突出症有什么关系？

骨质疏松是由多种原因引起的骨质吸收超过骨质形成而致骨质稀疏萎缩、单位体积内骨组织含量减少的病理变化，不是一个独立的疾病。发生的原因有以下几个方面：

（1）老年性或绝经期后骨质疏松。

（2）机械性，如骨折或骨病长期固定后。

（3）营养不良性。

（4）内分泌异常，如库欣综合征。

（5）遗传性结缔组织病。

（6）青年特发性等。

现代病理研究发现，由于骨膜下的破骨细胞将松质骨和皮质骨的内部吸收，骨的厚度变薄，特别是骨内膜面变薄，髓腔增大，但骨外膜下的成骨细胞仍缓慢地产生新骨，所以骨的周径略有增加。椎体内横的骨小梁吸收较快，承重的直骨小梁有的消失，有的为代偿失去的小梁而变粗。

患有骨质疏松的常有局限性疼痛，骨压痛，自发性骨疼痛，多见于胸段及下腰段，无腰椎间盘突出症表现的放射性疼痛，无脊柱侧弯等体征。骨质疏松的患者易发生病理性骨折，如椎体压缩性骨折，股骨颈骨折，桡骨远端骨折等。X线拍片示骨钙量减少，至少损失 25% 时才能显示，胸椎、腰椎、骨盆及股骨上段是最明显的脱钙区。

69 ◇◇◇

腰椎间盘突出症疼痛与内脏疾病引起的牵扯性疼痛有什么不同?

腰椎间盘突出症以疼痛为主要表现，其疼痛多为神经受压及软组织炎症引起的，以腰部及下肢疼痛为主。其疼痛虽有较固定的表现特点，但临床上内脏疾病也可引起腰痛或腰腿痛，应仔细分析鉴别，以防误诊误治。

腰椎间盘突出症引起的腰痛和腿痛一般发病突然或有明显的外伤史，疼痛多为锐痛，多伴有腰椎活动受限，下肢痛多沿坐骨神经放射，无发热，发病初期无大小便异常。而腹腔和盆腔内的脏器引起的腰部牵扯性疼痛一般不是唯一的症状，还有内脏疾病其他的临床表现。如泌尿系结石往往伴有排尿不通畅、尿痛、尿血等症状；妇科疾患伴有经、带、胎、产的变化。消化性溃疡的疼痛与饮食关系密切等等。仔细观察病史不难发现它们的区别。

其次，内脏疾病引起的腰痛多为牵扯性疼痛，即内脏的病变刺激了痛觉传入神经纤维，通过交感神经干和交通支传入后根和脊髓的某一节段，将刺激转移、扩散到这一节段脊髓和神经根所支配的腰部皮肤、筋膜等组织，由此产生腰部的疼痛、压痛等症状。另外，在影像学检查上，内脏疾病引起的腰痛腰椎一般无明显病理改变，而相应的内脏可有阳性结果，如泌尿系结石 X 线片可见结石影等。

可以引起腰痛症状的内脏疾患有：

（1）消化系统疾患：如消化性溃疡、胰腺癌、直肠癌等。

（2）泌尿系统疾患：如肾盂肾炎、肾周围脓肿、肾结石、输尿管结石、肾结核、游走肾、前列腺炎等。

（3）妇科疾病：子宫体炎、附件炎、子宫后倾、盆腔肿瘤、子宫脱垂等。

（4）其他：如肠下脓肿、腹膜后肿瘤。此外，肾上腺、睾丸等器官的疾患也可引起腰痛。

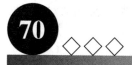

"坐骨神经痛"与"腰椎间盘突出症"的关系

疾病的命名一般是依据其症状、病因、病理特点、发病部位、穴位、脏腑、形态、颜色、特征、范围、病程等：

（1）以症状命名者，如腰痛、头痛、坐骨神经痛等。

（2）以病因命名者，如破伤风、冻疮、漆疮，腰椎间盘突出症等。

（3）以病理特点命名者，如非小细胞肺癌，小细胞肺癌，鳞状细胞癌等。

（4）以部位命名者，如乳痈、颧疔、对口疽等。

（5）以穴位命名者，如人中疔、委中毒、膻中疽等。

（6）以脏腑命名者，如肠痈、肝痈、肺痈等。

（7）以形态命名者，如蛇头疔、鹅掌风等。

（8）以颜色命名者，如白驳风、丹毒等。

（9）以疾病特征命名者，如烂疔、流注、湿疮等。

（10）以范围大小命名者，如小者为疖，大者为痈等。

（11）以病程长短命名者，如千日疮等。

坐骨神经痛是以坐骨神经径路及分布区域疼痛为主的综合征。坐骨神经痛的绝大多数病例是继发于坐骨神经局部及周围结构的病变对坐骨神经的刺激压迫与损害，称为继发坐骨神经痛；少数系原发性，即坐骨神经炎。很显然该概念是根据临床症状命名的。

腰椎间盘突出是坐骨神经痛最常见的原因，多发于腰 4/5 椎间盘及腰 5/骶 1 椎间盘，约 1/3 病例有急性腰部外伤史，多数患者发生于 20 ～ 40 岁之间，临床特点是有数周、数月腰背痛，而后一侧下肢的坐骨神经痛。体检除具有坐骨神经痛的一般症状外，尚有腰背肌紧张，腰部活动受限，脊柱侧弯，病变部位的棘突压痛。

腰椎间盘突出症是由于腰椎间盘退行性改变或受外伤等原因，纤维环破裂，髓核突出并刺激或压迫神经根、马尾神经所表现的一种综合征，是引起腰腿痛的常见原因。

由此可见坐骨神经痛为临床症状命名，而腰椎间盘突出症为病因诊断，根据临床经验可知命名越准确，具体则治疗时更具针对性，治疗效果显著。

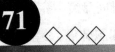

老年人患腰椎间盘突出症有什么特点？

腰椎间盘突出症是一种多发于青壮年时期的运动系统疾病，是在腰椎间盘发生明显的退变而腰椎无明显退变，二者不同步发生。老年人由于椎间盘与腰椎都有明显退变，腰椎的功能结构对椎间盘的退变已经适应，加上老年人运动较少，基本没有负重活动，扭伤的机会也大大减少。所以，老年人患腰椎间盘突出症的机率要比青壮年少得多，即使青壮年时患过腰椎间盘突出症，到老年时也较少复发。但在临床上偶尔也可见到老年腰椎间盘突出症患者，约占总门诊量的 10% 左右，他们发病的原因主要是受凉，其次是跌倒摔伤。老年人由于体质下降，血液循环减慢，腰部肌肉、关节都有不同程度的劳损，对寒冷的刺激比较敏感，一旦天气发生变化或着衣不当，容易发生腰部肌肉痉挛、疼痛而诱发腰椎间盘突出症。老年人动作不够协调，在遇到踏空、闪挫、撞击时自我保护能力减弱，易于损伤腰椎间盘而发病。

老年人若单纯患腰椎间盘突出症，一般症状较轻，疼痛剧烈、活动明显受限者较少。常表现为腰部隐痛，以酸痛不适为主，活动轻度受限，伴有一侧下肢放射性疼痛、麻木，放射痛一般不涉及整下肢，或只放射至大腿、小腿、臀部，或只有足踝部麻木等。X 线片上可见骨质疏松、腰椎退行性变、病变节段椎间隙明显变窄、左右不等宽、腰椎滑脱，CT 片上除椎间盘突出外可见椎体软骨板破裂、许莫氏结节形成、椎间盘退变的真空现象，有的患者可见椎间盘钙化、后纵韧带钙化、黄韧带肥厚钙化、侧隐窝狭窄、椎管狭窄等。这是由于老年人的椎间盘突出是以退变为基础的，髓核失水、变性、变脆，胶原蛋白含量减少，逐渐纤维化，椎间盘变扁，一般在发病之前已有不同程度的突出存在，只是没有对神经根形成压迫，没有明显的症状表现。在受凉或摔伤后使神经根受压加重、发生炎症水肿而表现出症状。

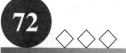

为什么有的中学生也会患腰椎间盘突出症？

俗话说"小孩没有腰"，意思是说小孩子不会患腰痛病，只有到成年后随着结婚、生育的变化，出现"肾虚"时，才会腰痛。但现在临床上中学生患腰椎间盘突出症的也不少，约占门诊量的 5% 左右，年龄在 13 ～ 18 岁之间，在青春期发育之后，以"豆芽菜"体型的和"肥胖"体型者多见。患者常自述腰痛不适，上课久坐后疼痛加重，休息后减轻，在体育活动后或摔伤后出现下肢放射痛，时轻时重，一般疼痛较轻，并发症较少，临床常误诊为腰肌纤维炎，常规治疗效果不佳。从临床情况分析，中学生之所以在青春期就发作腰椎间盘突出症有以下几方面的原因：

（1）遗传：父母中有一方患病的，子女患腰椎间盘突出症的机率明显提高，这一点在前面详细讲过，患过腰椎间盘突出症的患者在子女反应腰痛时应提高警惕，早诊断、早治疗。

（2）发育过快：由于近20年来我国人民的生活水平明显提高，孩子的青春期提前，平均身高比20年前提高5厘米左右，女孩子在11～14岁，男孩子在12～15岁这3年间快速长高，软骨板骨化迅速，椎间盘发育不完全，髓核含水量较高，而胶原蛋白含量较少，椎间盘的柔韧性不足。腰部肌肉的力量也明显不足，在突然的外力作用下容易发生椎间盘突出。

（3）运动过少、坐姿过长：现在中学生的学习压力较大，除每日七、八节课外，每日还留有大量作业，坐姿时间过长，而运动的时间相对减少。容易引起腰部肌肉劳损，又不利于钙质的吸收，影响了骨骼的发育。

（4）婴儿时期爬行少：人类的脊柱有4个正常的生理曲度，婴儿在正常爬行过程中抬头向前看，有利于颈椎前曲生理曲度的形成。同样，爬行中腹部下垂可帮助腰椎生理前屈的形成。现在多数孩子是独生子女，几个大人照看1个孩子，孩子爬行的机会很少，动不动就抱起来，稍稍能站立时就放在学步车中走路，对孩子的正常生理曲度的形成非常不利，到十几岁时负重增加了就引起腰椎间盘突出症。

第2章

腰椎间盘突出症的自我治疗

腰椎间盘突出症是一个常见病、多发病，我在多年的临床工作中发现病情如果不是十分严重的话，早期可以考虑自己治疗，有许多简便易行的治疗方法可以在家里实施，如果方法选择得当，完全可以自己痊愈，这些方法在运用过程中注意避开禁忌症，严格按照操作规范进行，完全可以达到简、便、廉、验的目的。下面就分别介绍腰椎间盘突出症患者可以自己实施的方法。

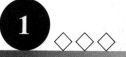

卧硬板床休息对腰椎间盘突出症患者有什么意义？

腰椎间盘突出症的发生、发展与身体的负重及关节的运动密切相关，在腰椎间盘突出症发生后，负重及关节的运动可加重髓核的突出，加重神经根的炎症和水肿。所以，在这种情况下，通过卧床休息可避免体重对腰椎间盘的压力，并在很大程度上解除肌肉痉挛形成的张力对突出椎间盘所形成的挤压，突出的髓核也就随之脱水、缩小，减轻对神经根的压力，有利于水肿的吸收。因此，卧床休息可最大限度地避免腰椎的活动及负重，使突出的椎间盘趋于还纳，水肿趋于吸收，症状得到缓解，并利于手法的实施。

对腰椎间盘突出症患者而言，卧硬板床休息是最基本、最必需的治疗方法，无论接受何种治疗方法，都要注意卧硬板床休息。对于腰椎间盘膨出的患者，在复发症状较轻的情况下可单纯采用卧硬板床休息的方法来治疗。患者可仰卧于床上，腰下垫一叠起呈方块的棉被，使躯体呈一弓形，身体放松，持续5分钟，然后俯卧或仰卧休息，可有效地促使椎间盘还纳、变位，达到治疗的目的。

腰椎间盘突出症患者在卧床休息期间应注意以下事项：（图 2-1）

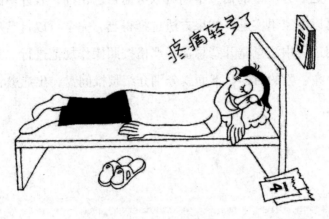

图 2-1　卧床休息

（1）对症状较重的患者，卧床休息要求完全、持续和充分，床铺最好是硬板床，褥子薄厚、软硬适度，床的高度要略高一点，最好能使患者刚坐起时，大腿平面与上身呈大于 90°的钝角，利于患者下床。

（2）患者仰卧时，髋、膝关节应保持一定的屈曲位，利于长期忍受。腰部可垫叠起的毛巾被，约 4～8 层，以保持或矫正腰椎的生理曲度。

（3）卧床休息期间应尽量下地大小便，在床上利用卧便器容易加重病情。去厕所时最好有他人搀扶，以减轻腰椎间盘的负荷。大便时可用坐式便盆或有支持物。

（4）卧床休息期间应注意进行适当的运动。如俯卧位挺胸、后蹬腿等，动作要求轻柔、和缓而有节奏，运动量逐渐增加。

（5）卧床休息期间饮食应注意多食用水果、蔬菜，少食用高脂肪、高蛋白等热量高的食物，保持大便通畅。

（6）患者在卧床休息几日后可适当下床活动，在能耐受的情况下每日行走一段时间，以使肌肉韧带有一个收缩、舒张的过程，促进血液循环。

2. ◇◇◇◇ 按摩手法的要求如何?

　　手法是按摩实现治病、保健的主要手段，其熟练及适当地应用，对治疗和保健效果有直接的影响。因此，要提高效果，就要熟练掌握手法的操作技巧。手法的要点在于持久、有力、均匀、柔和，达到渗透的目的。

　　（1）持久：是指操作手法要按规定的技术要求和操作规范持续作用，保持动作和力量的连贯性，并维持一定时间，以使手法的刺激积累而能产生良好的作用。

　　（2）有力：是指手法刺激必须具有一定的力度，所谓的"力"不是指单纯的力量，而是一种功力或技巧力，而且这种力也不是固定不变的，而是要根据对象、部位、手法性质以及季节变化而变化。

　　（3）均匀：是指手法动作的幅度、速度和力量必须保持一致，既平稳又有节奏。

　　（4）柔和：是指动作要稳、柔、灵活，用力要缓和，力度要适宜，使手法轻而不浮、重而不滞。

　　（5）渗透：是指手法作用于体表，其刺激能透达至深层的筋脉、骨肉、甚至脏腑。

　　应该指出的是，持久、有力、均匀、柔和、渗透这五方面是相辅相成、密切相关的。持续运用的手法逐渐降低肌肉的张力，使手法功力能够逐渐渗透到组织深部，均匀协调的动作使手法更趋柔和，而力量与技巧的完美结合，则使手法既有力又柔和，达到"刚柔相济"的境界，只有这样，才能使手法具有良好的"渗透"作用。

　　自学者在实践中遇到最多的问题就是如何理解掌握这些要点，作者在多年的实践和教学中总结出一套成熟的方法，现介绍如下：

中医学认为"不通则痛，通则不痛"，疼痛的部位往往是气血不通，好比下雨后地上的一滩积水，手法的作用就相当于用扫帚扫除积水，如何最有效地"扫除积水"就是手法的技巧。最有效的扫除方法是将扫帚紧贴地面（手法上称为吸着），持久有力均匀柔和地扫下去，手法的技巧也可以这样理解。

为了让读者更好地理解手法的轻重程度，我们可以采取分层法。分层法就是将治疗部位的皮肤到骨骼的距离分为10层，皮肤为1层，骨骼为10层，其间分别为2～9层，将每种手法的力度用层数来表示。

读者可以这样去理解这种方法：（图2-2）把右手拇指指腹部放在左手虎口部，肌肉丰满的地方，当拇指指腹部对皮肤无任何压力时为0层，其后逐渐加力1、2、3……层，直到压到骨膜无法再压下去为止就是10层，那么这其中的就可以理解为2～9层。如摩法的着力层较浅，在2～3层，推法的着力层较深，在4～5层，弹拨法更深，在7～9层，读者在实践中可以按照这样的深度来理解掌握手法的力。

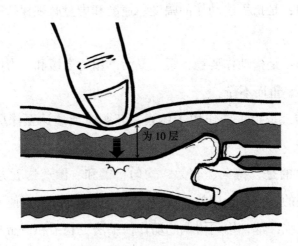

图2-2　手法的力度分层

3

治疗腰椎间盘突出症常用按摩手法有哪些?

（1）推法

操作：用指、掌、肘部等着力，在一定的部位上进行单方向的直线运动，称为推法。操作时指、掌、肘等要紧贴体表，缓慢运动，力量均匀、渗透。（图 2-3）

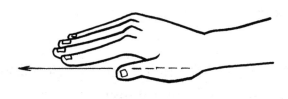

图 2-3　推法

力度：按照上面我们对手法力度的分层理解法，推法着力的深度在 4～5 层。下同。

应用：本法可在人体各部位使用。具有消积导滞、解痉镇痛、消瘀散结、通经理筋的功能，可提高肌肉兴奋性，促进血液循环。

（2）拿法

操作：用大拇指和食、中两指，或用大拇指和其余四指作相对用力，在一定部位和穴位上进行一紧一松地捏提，称为拿法。力量应由轻而重，连续而有节奏，缓和而连贯，接触点在指腹而不应在指尖，腕部放松。（图 2-4）

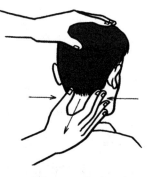

图 2-4　拿法

力度：5至7层再7至5层。

应用：拿法刺激较强，常配合其他手法用于颈项、肩部和四肢等部位，具有祛风散寒、舒筋通络、缓解痉挛、消除肌肉酸胀和精神疲劳的作用。

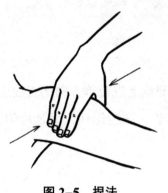

图2-5 捏法

（3）捏法

操作：用大拇指和食中两指，或用大拇指和其余四指相对用力挤压肌肤，称捏法，用力要求均匀而有节律。（图2-5）

力度：4～5层。

应用：本法常用于头面、腰背、胸胁及四肢部位，具有舒筋通络、行气活血、调理脾胃的功能。

（4）按法

操作：用指、掌、肘等按压体表，称按法。力量应由轻而重，稳而持续，垂直向下不可使用暴力。着力点应固定不移。（图2-6）

力度：5至7层再7至5层周期性用力。

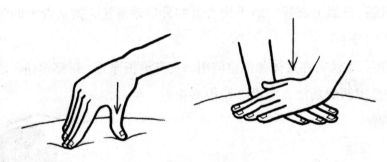

图2-6 按法

应用：按法是一种较强刺激的手法，指按法适用于全身各部穴位；掌按法常用于腰背及下肢部；肘按法压力最大，多用于腰背、臀部和大腿部。本法具有镇静止痛、开通闭塞、放松肌肉的作用。

（5）点法

操作：用指端、屈曲之指间关节或肘尖，集中力点，作用于施术部位或穴位上，称点法。操作时要求部位准确，力量深透。（图2-7）

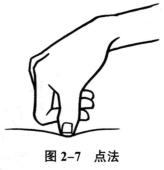

图 2-7　点法

力度：6～8 层。

应用：本法适用于全身各部位及穴位。具有开通闭塞、活血止痛、解除痉挛、调整脏腑功能的作用。

（6）摩法

操作：以指、掌等附着于一定部位上，作旋转运动，称摩法。肘关节应自然屈曲，腕部放松，指掌自然伸直，动作缓和，保持一定节律。（图2-8）

力度：2～3 层。

应用：本法刺激轻柔和缓，是胸腹、胁肋部常用手法，具有理气和中、消积导滞、散瘀消肿、调节肠胃蠕动的功能。

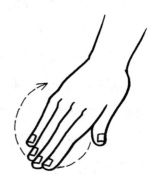

图 2-8　摩法

（7）一指禅推法

操作：以拇指指端罗纹面或偏峰为着力点，前臂作主动摆动，带动腕部摆动和拇指关节屈伸活动，称一指禅推法。肩、肘、腕、指各关节必须自然放松，拇指要吸定在皮肤上，不能摩擦及跳跃。力量均匀深透，保持一定的压力、频率及摆动幅度，频率每分钟120次～160次。总的来说本法的操作要领在于一个"松"字，只有将肩、肘、腕、掌各部位都放松才能使功力集中于拇指，做到"蓄力于掌，发力于指，着力于罗纹"，使手法动作灵活，力量沉着，刺激柔和有力，刚柔相济才称得上一指禅功。（图2-9）

力度：4～6 层。

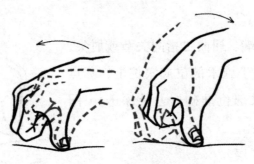

图 2-9　一指禅推法

应用：本法适用于全身各部位经穴。具有调和营卫、行气活血、健脾和胃、调节脏腑功能的作用。

（8）滚法

操作：由腕关节的屈伸运动和前臂的旋转运动带动空拳滚动，称滚法。

侧掌滚法：肩、肘、腕关节自然放松，以小指掌指关节背侧为着力点，吸定于治疗部位，不应拖动和跳跃，保持一定的压力、频率和摆动幅度。

握拳滚法：手握空拳，用食、中、无名、小指四指的近侧指间关节突出部分着力，附着于体表一定部位，腕部放松，通过腕关节做均匀的屈伸和前臂的前后往返摆动，使拳做小幅度的来回滚动（滚动幅度应控制在60度左右）。（图 2-10）

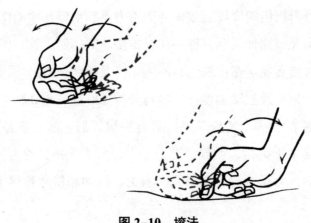

图 2-10　滚法

力度：4～6层。

应用：擦法压力较大，接触面较广，适用于肩背、腰及四肢等肌肉丰厚部位，具有舒筋活血、缓解肌肉和韧带痉挛、增加肌筋活力、促进血液循环、消除肌肉疲劳的作用。

（9）揉法

操作：以前臂和腕部的自然摆动，通过手指、鱼际、掌等部位对一定部位或穴位旋转施压，称揉法。（图2-11）

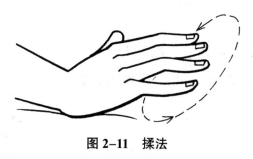

图 2-11　揉法

力度：4～7层。

应用：本法轻柔缓和，刺激量小，适用于全身各部位，具有舒筋活络、活血化瘀、消积导滞、缓解肌痉挛、软化疤痕的作用。

（10）擦法

操作：以手掌或大鱼际、小鱼际附着在一定部位，进行直线往返摩擦，称擦法。操作时以肩关节为支点，运动的幅度较大，紧贴皮肤，力量应较小，运动均匀，频率在每分钟100次左右。（图2-12）

力度：2～4层。

应用：本法可提高局部温度，扩张血管，加速血液和淋巴循环，具有温经通络、行气活

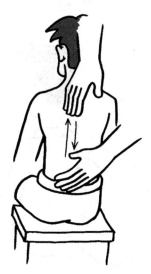

图 2-12　擦法

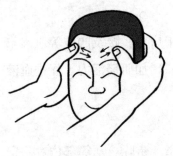

图 2-13 抹法

血、消肿止痛的作用。

（11）抹法

操作：用单手或双手拇指罗纹面紧贴皮肤，作上下或左右往返运动，称为抹法。动作宜轻巧，灵活。（图 2-13）

力度：3 ～ 4 层。

应用：本法常用于头部、颈项部。具有开窍镇静、清醒头目、行气散血的作用。

（12）拍法

操作：用虚掌拍打体表，称拍法。手指自然并拢，掌指关节微屈，用力平稳而有节奏。（图 2-14）

力度：3 ～ 4 层。

应用：本法适用于肩背、腰臀及下肢部。具有舒筋通络、解痉止痛、消除疲劳的作用。

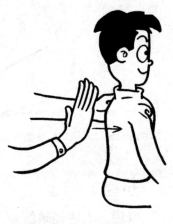

图 2-14 拍法

（13）击法

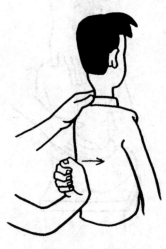

图 2-15 击法

操作：用拳背、掌根、掌侧小鱼际、指尖或器具叩击体表，称击法。用力快速、短暂、垂直向下，速度均匀而有节奏。（图 2-15）

力度：5 ～ 6 层。

应用：拳击法常用于腰背部，掌击法常用于头顶、腰臀及四肢部；侧击法常用于腰背及四肢部；指尖击法常用于头面、胸腹部；棒击法常用于头顶、腰背及四肢部。本法具有调和气血、安神醒脑、消除疲劳的作用。

（14）弹拨法（图 2-16）

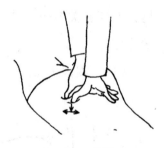

操作：俯卧位或侧卧位，在第三腰椎横突、患椎旁、臀大肌、臀上皮神经点、梨状肌、臀横纹等易于粘连结节的部位，医者双拇指并拢按于病变部位，余指置于上方，双拇指用力对结节进行弹拨，如弹弦状，可有效地剥离粘连，解除痉挛。

图 2-16　弹拨法

力度：7～9层。

应用：本法常用于四肢、颈项、腰背部。具有解痉止痛，松解粘连的作用。

（15）提拿法（图 2-17）

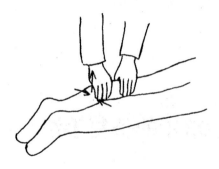

图 2-17　提拿法

操作：俯卧位，医者双手置于患者下肢，拿住或提起病变部位的肌肉，然后放下，如此反复进行，可迅速缓解下肢肌肉的紧张和痉挛，促进血液循环。

力度：6～7层。

应用：本法常用于用于颈项、肩部和四肢等部位。具有舒筋通络，解痉止痛，松弛关节，改善局部血液循环等作用。

（16）肘运法（图 2-18）

操作：俯卧位，医者袒露肘关节，前臂上屈，肘尖置于病变部位，做表里俱动，幅度较大，速度适宜，压旋运动，带动肌肉，勿离部位，柔和深透。重点作用于臀部、腰背部等肌肉丰厚处。

力度：6～7层。

应用：本法适用于颈、肩、腰、背、

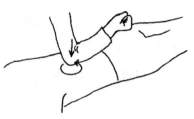

图 2-18　肘运法

臀部及四肢关节等部位，具有疏通经络、活血化瘀、松解粘连、理顺筋脉等作用。

（17）震颤法（图 2-19）

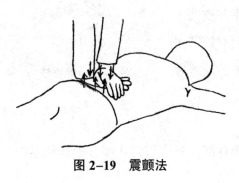

图 2-19　震颤法

操作：俯卧位，医者双手手掌相叠置于患椎棘突上，医者运气于掌中，对准患椎部做连续不断的颤压动作，动作要求幅度小、节奏感强，力量深透至体内，频率一般为心率的 3 倍。

力度：6 ～ 7 层。

应用：本法适用于颈肩、腰、腹等部位，具有疏通经络、解痉止痛、调和气血、消除疲劳的作用。

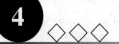

4

治疗腰椎间盘突出症常用的整复手法有哪些？

整复手法是治疗腰椎间盘突出症的重要手段，整复手法使用得当可有效解除腰椎小关节紊乱，矫正脊柱的侧弯，恢复生理曲度，解除神经根的压迫，使椎间盘变位。

中医的整复手法要求施术者"机触于外，巧生于内，手随心转，法从手出"，特别注重手法的应变能力，辨证施治，根据椎间盘突出的部位、程度、方向，病情的轻重缓急，病人的体质、年龄、性别、心理状态，慎重选用 1 ～ 3 种手法，只要应用巧当，就可以达到治疗的目的。中医的整复手法有几百种，在临床应用中要认真总结，对于同样的手法，在不同的医者操作中会有不同的力度和手感，对手法的作用也有不同的认识。用

"分层理论"分析，关节的生理活动范围可理解为 0～10 层，在这里"分层理论"使扳法的活动幅度有了一个量化的指标，而且明确了最后用力的活动幅度是 10～11 层，也就是要先达到 10 层的最大活动幅度再用力到超出最大活动幅度很小的范围，即 11 层。在这里介绍几种临床常有的整复手法：

（1）斜扳法：（图 2-20）

受术者取侧卧位，下面的下肢伸直，上面的屈曲，术者面向其站立，以一肘抵住肩部前推，另一肘按压于臀部，两肘协调施力，先作数次腰椎5～8 层的小幅度的扭转运动，也就是在腰椎总活动度 50%～80% 的范围

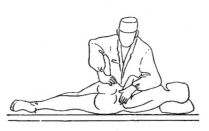

图 2-20　斜扳法

内活动，待腰部完全放松后，再使腰椎旋转至有明显阻力即最大生理活动度，也就是"分层理论"的第 10 层时，做一个突然的 10 至 11 层的快速扳动，即可成功完成斜扳法。这样可以有效地避免过大幅度运动造成损伤，用力要集中，但用力的距离一定要短，轻轻扭转到最大幅度时突然用力，当听到关节复位的"咯嗒"响声时，手法即告成功。本手法可有效地纠正腰椎小关节紊乱，调整突出物与神经根的关系，解除粘连，适用于急、慢性的腰椎间盘突出症。

（2）后伸扳法：（图 2-21）

患者俯卧于治疗床上，躯体伸直，全身放松，医者立于健侧，右手置于患侧大腿下，向上搬起约 30 度，同时左手以掌根部压在患椎上方，先作数次 5～8 层的小幅度的反向震颤运动，待局部放松后，再使腰椎达到有明显阻力即最大生理活动度，也就是"分层理论"的第 10 层时，做一个突然的 10～11 层的快速反向颤动。手法操作要

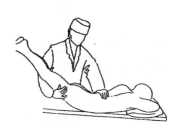

图 2-21　后伸扳法

轻柔和缓，协调有节奏感，切勿粗暴用力。本法主要用于纠正脊柱侧弯，有些较轻的腰椎间盘突出症患者用本法也可起到复位的作用。

（3）反背法：（图2-22）

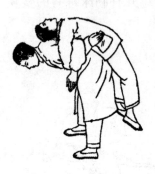

图2-22 反背法

反背法是利用反背时患者腰部以下的自身重量进行一段时间的持续牵引，使腰椎椎间隙增大，再由被动的腰部前后抖动，松解神经根部的粘连，创造突出组织还纳的机会。具体操作方法是医者与患者背靠背站立，屈肘、两肘相互勾挂紧，医者的臀部对准患者的腰骶部，然后稍向前弯腰，将患者反背起来。要求医者逐渐加深弯腰的角度，幅度由小到大，由5～8层逐渐增加到10层，待达到10层最大限度时，做一个10～11层的抖动，频率不宜太快，有节奏地反复10～20次。本法主要用于急性腰椎小关节紊乱及早期或轻度腰椎间盘突出症患者。

（4）旋转复位法：（图2-23）

旋转复位手法是利用躯体的杠杆作用，使腰椎旋转及屈曲，发挥旋转牵引力的作用，使松弛的韧带紧张，予突出物一定挤压力，并使椎间隙增大，将突出物完全或部分还纳，从而达到治疗腰椎间盘突出症的目的。具体操作方法是患者端坐于方凳上，两腿分开，以棘突右侧偏歪为例，医者查清棘突偏歪处后，右手自患者右腋下伸向前，掌部压于颈后，嘱患者坐定。助手面对患者，固定患者下肢，

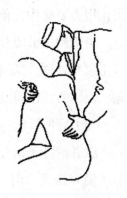

图2-23 旋转复位法

医者用左拇指扣住偏向右侧的棘突，用右手拉动前屈60～70度，然后向右侧弯大于45度，在最大侧弯位即人体最大活动限度第10层时，医者用右手加力达到第11层使患者躯干向后旋转，同时左手拇指向左上推动棘突，若手法成功，可感觉到拇指按压下的椎体轻微错

动，当听到"咯嗒"响声时，复位即告成功，嘱患者卧硬板床 3～5 日。

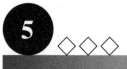

腰椎间盘突出症的分期按摩治疗如何进行?

（1）急性期（图 2-24）

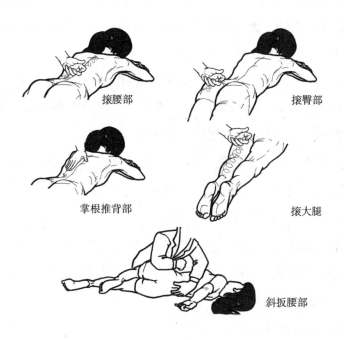

滚腰部

滚臀部

掌根推背部

滚大腿

斜扳腰部

图 2-24　急性期的手法

处于急性发作期的腰椎间盘突出症患者，疼痛剧烈，活动受限，以炎性渗出为主，治疗时按摩手法不宜太重。常用的手法有滚法、揉法、推法、按法等。主要目的在于缓解肌肉痉挛，减轻疼痛症状，促进局部血液循环，以利炎症吸收。治疗后应尽量卧床休息，减少刺激，以免病情加重。具体操作如下：

①擦腰部：嘱患者取俯卧位，医者立于患者的患侧，以轻柔的擦法治疗患者腰部的患侧，接近棘突处，持续治疗10分钟。在治疗的过程中，医者手法要缓慢、轻柔，不可用力过大，以免引起患者的不适。

②擦臀部：嘱患者取俯卧位，医者立于患者的患侧，医者以轻柔的擦法治疗患者患侧的臀部，持续治疗5～10分钟。在治疗的过程中，医者操作手法要缓慢地在臀部区域内移动，速度不宜过快。

③掌根推背部：嘱患者取俯卧位，医者立于患者的患侧，面向患者的足端，以单掌的掌根部位作为接触面，治疗患侧背部。自背部的上端开始，缓慢地推向下端，推至疼痛严重的部位时，力度要轻柔，动作要缓慢而均匀，治疗约3～5分钟。

④擦大腿：嘱患者取俯卧位，医者立于患者的患侧，医者以擦法治疗患者患侧大腿的后侧，先自大腿的近端开始，然后逐渐治向大腿的远端，再从远端向大腿的近端，如此顺序，往返治疗10次。

⑤斜扳腰部：嘱患者取侧卧位，下面的腿伸直，上面的腿屈髋屈膝；上面的上肢放在身后，下面的上肢自然地放在身前侧。医者面对患者站立，用一手抵住患者的肩部，另一手放于患者臀部或者髂前上棘部。医者一手自患者肩部向身后方向推拉，另一手将骨盆朝其腹侧方向推转，如此把腰椎旋至最大限度后，再双手同时相反用力扳动，听见"咯嗒"声即为手法成功。双侧交替进行。

（2）缓解期（图2-25）

本期患者腰痛已有所缓解，但腰骶部或下肢仍有疼痛，站立或者行走时间久了，仍会感到腰部酸痛或下肢疼痛麻木，可以选用擦、揉、拿、按等手法继续进行治疗。具体操作如下：

①擦腰部：嘱患者取俯卧位，医者立于患者的患侧，以擦法治疗患者腰部的患侧，持续治疗10分钟。因为此期腰痛已有所减轻，所以手法可

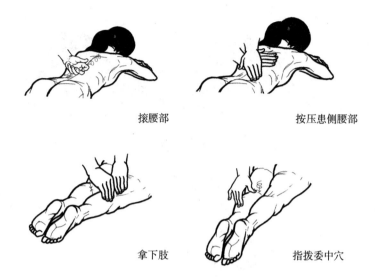

擦腰部   按压患侧腰部

拿下肢   指拨委中穴

图 2-25 缓解期的手法

以稍重，利于力量的渗透。

②按压患侧腰部：嘱患者取俯卧位，医者立于患者的患侧，双手叠掌按压患侧腰部，持续治疗 5 分钟，要借用身体的力量向下按压，不可使用蛮力。

③拿下肢：嘱患者取俯卧位，医者立于患者的患侧，医者以拿法治疗患者患侧下肢，从臀部开始拿至小腿下方，往返治疗 30 下。

④指拨委中穴：嘱患者取俯卧位，医者立于患者的患侧，医者以单手食中指弹拨患侧委中穴，持续治疗数十下。

（3）恢复期（图 2-26）

对于患腰椎间盘突出症时间较长，病情相对稳定，无明显马尾神经受压症状患者，如适当选用擦、揉、点、按及腰部斜扳等手法，能起到治疗疾病与预防疾病复发的作用。具体操作如下：

①擦腰部：嘱患者取俯卧位，医者立于患者的患侧，以擦法治疗患者腰部的患侧，持续治疗 10 分钟。

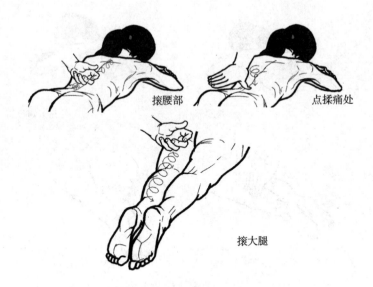

擦腰部　　　　　　　点揉痛处

擦大腿

图 2-26　恢复期的手法

②点揉痛处：嘱患者取俯卧位，医者立于患者的患侧，以拇指或中指指腹点揉腰部疼痛部位，持续治疗 5 分钟。

③擦大腿：嘱患者取俯卧位，医者立于患者的患侧，医者以擦法治疗患者患侧大腿的后侧，先自大腿的近端开始，然后逐渐向大腿的远端，再从远端向大腿的近端，如此顺序，往返治疗 10 次。

④拿承山：嘱患者取俯卧位，医者立于患者的患侧，医者以拿法治疗患者患侧的承山穴，持续治疗 30 下。手法的动作要缓慢而均匀。

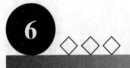

腰椎间盘突出症患者如何自我按摩？

（1）摩肾堂：两手掌或拳背紧贴在背后脊柱两侧，由两手尽可能摸到的最高位置开始，然后向下摩擦，经肾俞直至尾闾骨，做 30 次。中医学认为风邪伤人，多由背部侵入，古人主张"背宜常暖"。《景岳全书》强调"风邪伤人，必在背部、颈根之间"。所以我们在背部、肩胛骨以及肩关节等处予以运动、扭转，能散一身诸症，有主治百病、无所不疗的功效。（图 2-27）

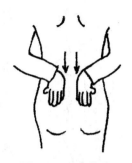

图 2-27　摩肾堂

（2）拿下肢：用一手或两手捏拿大腿至踝部，往返 10 次，左右轮换，一日约 2～3 次，有防治肌肉萎缩，减轻疼痛，疏通经络的作用。患者如伴有下肢疼痛时，活动负重减少，肌肉可能出现废用性萎缩，时常捏拿可有效地预防。又可刺激周围神经，促进损伤神经的恢复。（图 2-28）

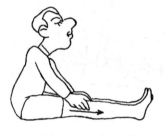

图 2-28　拿下肢

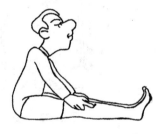

图 2-29　通经络

（3）通经络：患者在患侧下肢循经按压委中、承山、昆仑、足三里、梁丘、血海等下肢穴位，以疏通经络、减轻疼痛。（图 2-29）

（4）洒腿：直立，提起左腿，向前洒动如踢球状 30 次，左右轮换，可防治髋、膝、踝关节酸痛。（图 2-30）

（5）揉腰部：患者握拳屈肘，用掌指关节在腰骶部揉动约 3～5 分钟。（图

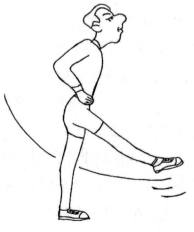

图 2-30　洒腿

2-31）

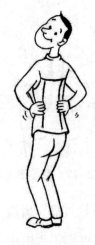

图 2-31　揉腰部

（6）叩腰部：患者两手握拳，用拳眼由背经腰到臀部进行叩击，往返操作 8 ～ 12 次，叩击力量由轻到重，双侧可以交替施术。

（7）拨委中：患者用拇指于委中穴部按揉 1 分钟，然后弹拨此处的经筋 3 ～ 5 次。

（8）按阳陵泉、昆仑、太溪穴：患者用拇指按揉阳陵泉穴 1 分钟，拇指与示指相对挤按掐揉昆仑、太溪穴 1 分钟。（图 2-32）

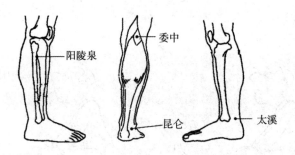

图 2-32　按阳陵泉、昆仑、太溪穴

（9）按揉腰部痛点：患者用拇指或中指绕到背后按揉腰部痛点，以僵硬疼痛的部位为主，双侧交替施术，操作 3 ～ 5 分钟。

（10）揉腰眼：患者用双手握拳，用拇指掌指关节，紧紧按住腰眼，作旋转用力按揉约 3 ～ 5 分钟，以酸胀为宜。

（11）擦腰：患者用双侧手掌面自上而下直擦腰部，动作要快速有劲，至腰部感到温热为度。

（12）晃腰脊：站位，两脚分开与肩同宽，两手虎口叉腰，然后作腰部的顺、逆时针方向摇晃，各 32 次。

患者行自我按摩时，可不拘时间、次数，动作要轻柔、缓和。幅度因人而异，不宜过猛。患者要注意保暖及保证充足的休息。

7

◇◇◇

家属可以用哪些按摩手法缓解腰椎间盘突出症患者的疼痛？

患有腰椎间盘突出症的病人疼痛较重时，家属可以按摩止痛，患者及家属应充分放松，治疗时手法要轻缓、柔和，不可生硬过猛，用力要得当，以减轻病人的疼痛为主要目的。治疗时主要采用以下几种治疗方法，手法的操作前面已介绍，具体操作介绍如下：

（1）患者取俯卧位，家属站在患者的旁边。首先，在患者的腰部及下肢部位可运用㨰法放松腰臀部肌肉，对于初期急性期患者，操作时间可适当长些（10 ～ 15 分钟），手法由轻到重。其次在患者腰部用掌根揉按、揉压痛点及用拿法放松患肢以充分放松肌肉，经过治疗患者的腰部及下肢肌肉疼痛会明显减轻。

（2）患者取左侧卧位（以左侧患病为例），屈曲左髋左膝，家属面对患者而立，将患者右下肢处于充分屈曲位，使受力的椎间关节处于屈曲位，以使受力的椎间关节处于屈伸幅度的中间位置上。家属旋动患者左肩，其右前臂置于患者左髋之后，左手拇指向下按住将施力的椎间关节的上一棘突上。同时右手中指向上牵拉下一节棘突。家属两侧前臂以腰部为中心向前向后相对用力摇动患者腰部，直至其腰部达到最大屈伸位。同时两侧手指在棘突上的压力也逐渐加大，直至感到该关节绷紧。通过两前臂在腰部牵拉力同时，突然加大在两节棘突上的压力来达到整复效果。

（3）患者取仰卧位，双髋膝屈曲，家属双手按于双膝关节，用力使患者髋膝屈曲，尽量使大腿向腹部靠拢。有时，为了加强腰部的屈曲度，家属可一手前臂横架于患者双膝关节，用力向下按压，另一手托住患者尾骶部并向上提拉，从而使腰部被动屈曲，以改变腰部的功能障碍，此法可反复操作 3～5 次。

患者实行按摩治疗时一般每天一次或数次，治疗后患者应及时注意保暖，卧硬板床充分休息。

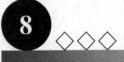

按摩的注意事项有哪些?

（1）刺激量：按摩手法刺激量的大小因人而异，并非越大越好。如患者体质强，操作部位在腰臀四肢，病变部位在深层等，手法刺激量宜大；患者体质弱，孩童，操作部位在头面胸腹，病变部位在浅层等，手法刺激量宜小。

（2）按摩介质：按摩时常可应用介质，能增强疗效，润滑和保护皮肤。常用介质的种类如下：

①水汁剂：可用水、姜汁、中药水煎液等。

②酒剂：将药物置于 75% 酒精或白酒中浸泡而成，可用樟脑酒、椒盐酒、正骨水、舒筋活络药水等。

③油剂：由药物提炼而成，常用的有：麻油、松节油等。

④散剂：把药物曝干、捣细、研末为散，可用摩头散、摩腰散、滑石粉等。

⑤膏剂：用药物加适量赋形剂（如凡士林等）调制而成。历代处方众多，应用也较为广泛。

（3）按摩器具：按摩器具可作为按摩辅助医疗用具，常用的有按摩棒、按摩拍、按摩球、按摩轮、按摩梳、电动按摩器具等。

（4）配合锻炼：锻炼是按摩治疗中的一种重要辅助手段，患者在医生指导下充分发挥主观能动性，采用一定形式的主动活动，可巩固和加强治疗效果。

（5）影响疗效的因素：辨证不准确；选穴不准确；手法选择不当；手法治疗量不足或太过；个体差异；治疗的时机把握不当；疗程设置不合理。

（6）按摩禁忌证

①严重内科疾病，如有严重心、脑、肺疾病等，应慎用或禁用按摩手法；

②传染病如肝炎、结核等，或某些感染性疾病如丹毒、骨髓炎等禁用按摩手法；

③恶性肿瘤部位禁用按摩手法；

④伴有出血倾向的血液病患者禁用按摩治疗；

⑤骨折部位，不宜按摩治疗；

⑥皮肤疾病如湿疹、癣、疱疹、疥疮等，禁在患处按摩治疗；

⑦妇女怀孕期、月经期在其腰骶部和腹部不宜作手法治疗；其他部位需要治疗时，也应以轻柔手法为宜；

⑧年老体弱，久病体虚，或过饥过饱，酒醉之后均不宜或慎用按摩治疗。

（7）按摩异常情况的处理

①治疗部位皮肤疼痛　患者经按摩手法治疗，局部皮肤可能出现疼痛等不适的感觉，夜间尤甚，常见于初次接受按摩治疗的患者。主要原因在于术者手法不熟练，或者局部施术时间过长；或者手法刺激过重。一般不需要作特别处理，1～2天内即可自行消失。若疼痛较为剧烈，可在局部热敷。对初次接受按摩治疗的患者应选用轻柔的手法，同时手法的刺激不宜过强，局部施术的时间亦不宜过长。

②皮下出血　患者在接受手法治疗后，治疗部位皮下出血，局部呈青紫色，出现紫癜及瘀斑。可见于手法刺激过强；或患者血小板减少；或老年性毛细血管脆性增加等。微量的皮下出血或局部小块青紫时，一般不必处理，可以自行消退；若局部青紫肿痛较甚，应先行冷敷，待出血停止

后，再热敷或轻揉局部以促使局部瘀血消散吸收。手法适当却仍有出血应注意排除血液系统疾病。

③骨折　手法不当或过于粗暴可引起骨折，患者按摩时突然出现按摩部位剧烈疼痛，不能活动。对老年骨质疏松患者，手法不宜过重，活动范围应由小到大，不要超过正常生理限度，并注意病人的耐受情况，以免引起骨折。

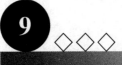

常用的足底按摩手法有哪些？

足部按摩的手法是以拇指为主的手法，简单、方便、易学，且拇指动作最灵活，感应最灵敏，最易施加力量，容易控制轻重，使按摩的效应最良好。

（1）食、中指叩拳法（图2-33）

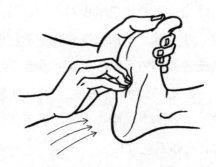

图2-33　食、中指叩拳法

以一手持脚，另一手半握拳，食指或中指弯曲，用近端指间关节为施力点，本手法在足底按摩中最为常用，大部分足底穴位都可用本法治疗，最常用的穴位有：肾、肾上腺、输尿管、膀胱、额窦等。

（2）拇指指腹按揉法（图 2-34）

即以一手握脚、另一手的拇指指腹为施力点，主要适用于足底柔软的部位，如心、性腺、胸椎、腰椎、骶椎、前列腺或子宫等。

（3）食指刮压法（图 2-35）

就是以拇指固定，食指弯曲呈镰刀状，以食指内侧缘施力行刮压按摩，适用于面积较大的穴位，如甲状腺、生殖腺、尾骨内侧、前列腺或子宫等穴位的按摩。

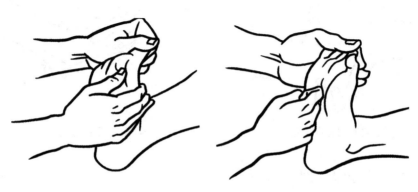

图 2-34　拇指指腹按揉法　　　图 2-35　食指刮压法

（4）拇指尖施压法（图 2-36）

用一只手握住脚、另一只手拇指指端用力进行按压。适用于穴位面积较小的穴位，如小脑及脑干、三叉神经、鼻、颈项、扁桃腺等穴位。

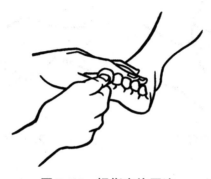

图 2-36　拇指尖施压法

（5）双手摇法（图2-37）

即一手握足跟，另一手握住足趾，做前后左右摇动，以活动足趾关节，促进足趾气血运行。

（6）擦法（图2-38）

用一手持脚，另一手四指并拢，以指腹部着力，沿足背、足内侧、足外侧、足底做快速往返擦动，以感觉温热为度。

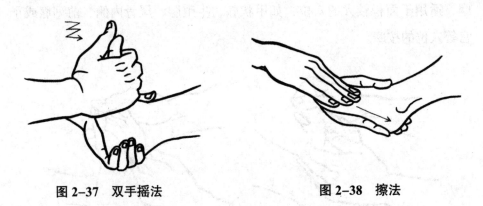

图2-37　双手摇法　　　　　　　　图2-38　擦法

（7）双手揉法（图2-39）

以双手拇指指腹部着力，对穴位做环形揉动，主要适用于足底部穴位的按摩。

（8）拇指直推法（图2-40）

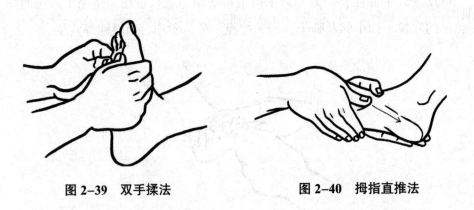

图2-39　双手揉法　　　　　　　　图2-40　拇指直推法

以拇指指腹沿穴位区域直推，主要适用于面积较大的穴位。

10

足底按摩的效果如何?

对于按摩手法的选用，每人都有自己的习惯，无须等同划一，只要操作方便，按摩力度适中，能达到按摩的目的即可，无须拘泥于形式。那么，足穴的按摩刺激，会达到什么效果呢?

（1）触性刺激：对皮肤进行轻柔按摩，有镇静、安神的作用，可使身体保持平衡，改善紧张情绪，也可使知觉神经、自主神经的活动旺盛。

（2）痛性刺激：按揉压痛点，可使神经兴奋，促进内分泌功能，提高神经机能。

（3）运动刺激：利用活动关节、肌肉的方法，对运动神经和自主神经有较好的调整作用。

（4）压迫刺激：局部压迫，可激发肌肉的代谢活动，提高内脏功能，促进生理机能以及生长发育。

（5）叩打刺激：是指咚咚地敲打局部或全脚，以起到扩张和收缩内脏肌肉的效果。迅速叩打则可收缩肌肉血管，加强内脏机能，而缓慢地叩打则扩大松弛肌肉，减少内脏的功能活动，使内脏得以良好休息。

11 ◇◇◇◇

常用于治疗腰椎间盘突出症的足底反射区有哪些?

（1）肾（图 2-41）

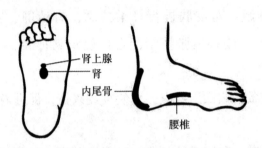

图 2-41　足底反射区

定位：双足第 2、3 跖骨体之间，距第 2、3 跖骨骨底约一拇指宽的区域。

主治：高血压、风湿病、腰痛、关节疾病、泌尿系统病、浮肿等。

（2）肾上腺

定位：位于双足第 2、3 跖骨体之间，距第 2、3 跖骨头约一拇指，肾反射区远心端。

主治：肾脏病、风湿病、腰痛、高血压、心律不齐。

（3）腰椎

定位：在双脚足弓内侧缘，楔骨至舟骨下方。

主治：腰椎间盘突出症、急性腰扭伤、腰痛、坐骨神经痛。

（4）内尾骨

定位：在双脚跟部之脚掌内侧缘，沿跟结节向后上至跟腱下端呈带状区域。

　　主治：腰骶部疼痛。

　　操作：用轻度手法（按揉）刺激以上反射区。按摩力度及时间可视患者年龄、症状及耐受程度而定。每日按摩 1 次，10 次为一疗程。

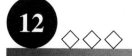

如何用耳穴按摩法治疗腰椎间盘突出症？

　　耳穴是指分布在耳郭上的腧穴，也是人体各部分的生理病理变化在耳郭上的反应点。对耳穴进行按摩刺激，可对相应身体各部起到调理治疗作用。

　　耳穴在耳郭的分布有一定规律，其分布犹如一个倒置在子宫中的胎儿，头部朝下臀部朝上（图 2-42）。其分布的规律是：与面颊相应的穴位在耳垂；与上肢相应的穴位在耳舟；与躯干相应的穴位在耳轮体部；与下肢相应的穴位在对耳轮上、下脚；与腹腔相应的穴位在耳甲艇；与胸腔相应的穴位在耳甲腔；与消化管相应的穴位在耳轮脚周围等。

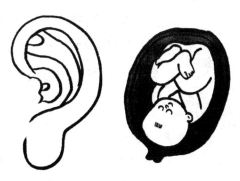

图 2-42　耳穴的分布规律示意图

初次选取耳穴治疗时，医生常有"男左女右"的习惯。患者在应用时可不拘于此，双侧轮流交替使用。腰椎间盘突出症常用耳穴：髋、坐骨神经、臀、腹、腰骶椎、肾、膀胱、神门、皮质下。（图2-43）

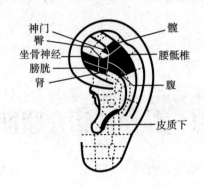

图 2-43　耳穴的定位

耳穴按摩法

部位：全耳。

方法：①全耳按摩：用两手掌心依次按摩耳廓腹背两侧至耳廓充血发热为止，再以两手握空拳，以拇食两指沿着外耳轮上下来回按摩至耳轮充血发热，然后用两手由轻到重提捏耳垂3～5分钟。②耳廓穴位按摩法是用压力棒点压或揉按耳穴，也可将拇指对准耳穴，食指对准与耳穴相对应的耳背侧，拇食两指同时掐按。可选取髋、坐骨神经、臀、腹、腰骶椎、肾、膀胱、神门、皮质下等穴，予以强刺激3～5分钟，每日2次。

耳穴压籽法

又称压豆法、压丸法。（图2-44）

处方：每次取上穴中3～5穴，每次贴一侧耳廓。每2天换一次，15次为一个疗程。每日按压2～3次。以患者能耐受为度。

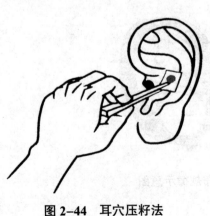

图 2-44　耳穴压籽法

注意事项：在耳穴贴压期间，每日按压数次，每次每穴 1 ～ 2 分钟。要注意掌握按压的力度，以患者能够耐受为度。使用此方法时，应防止胶布潮湿或污染。耳廓局部有炎症、冻疮时，不宜贴压。

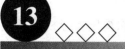

牵引疗法治疗腰椎间盘突出症的机理是什么？

牵引疗法早在元代就已应用于临床，目前广泛应用于治疗腰椎间盘突出症。牵引疗法已从最初的自重牵引、倒悬牵引、砝码牵引，发展到电动牵引、液压牵引、程控牵引、三维牵引、间歇牵引、瞬间牵引等。牵引疗法已成为治疗腰椎间盘突出症的最常用、最方便、最有效的保守治疗方法之一。牵引疗法尽管有许多种方式，但治疗机理是一致的，主要有以下几个方面：

（1）松弛肌肉痉挛。

（2）改善关节不稳，矫正小关节紊乱。

（3）促使椎间盘变位或复位，改善突出物对神经根的压迫。

腰椎间盘突出后，由于纤维环破裂，神经根受压，多伴有腰背部肌肉紧张痉挛，牵引时在作用力与反作用力的平衡状态下，受牵拉的腰部肌肉处于一个相对固定的正常列线状态，使腰部肌肉的炎症、渗血、水肿等慢慢恢复，消除刺激肌肉紧张的直接因素，逐渐使腰背肌放松，解除肌肉痉挛，有助于椎间盘突出的恢复。

牵引有使变窄椎间隙恢复其宽度的作用，此时可产生一种负压，对突出的髓核有一种吸纳效果，同时牵引力可直接作用于前后纵韧带和纤维环，从而使这些组织由松弛皱褶状态转为紧张，此张力可促使髓核的还纳。总之，牵引能使髓核周围软组织对突出的髓核有一种改善作用。牵引使椎间孔软组织运动和形变，可能改变了突出物与被压神经根的位置，使其粘连得到松解，神经根得以完全或部分减压，使局部损伤刺激性水肿炎症迅速消退。牵引可对抗腰部肌肉痉挛，改善或矫正继发性脊柱力学紊乱，在椎间隙恢复原位的同时，使纤维环裂隙闭拢，并恢复椎间力的平衡。

总之，改变椎间盘与被压神经根的位置关系，消除被压神经根的炎症反应是手法治疗腰椎间盘突出症的主要机制。如何促使突出的椎间盘还纳复位是我们今后努力探索的课题，同时，如何更快更好地消除神经根的炎症反应，促使受压神经的功能恢复也需要我们作进一步的探讨。

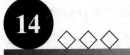

"大牵引"和"小牵引"有何区别？

临床上经常听到谈论有关"大牵引"和"小牵引"的话题，其实医学辞典上根本没有这两个名词，这是对两种不同牵引方法的俗称，由于简单易记，逐渐流传开来。仔细分析起来，治疗腰椎间盘突出症的牵引方法用"大牵引"和"小牵引"完全可以概括。

大牵引一般是指瞬间牵引，牵引力较大（可达到自身体重的两倍），牵引时间较短（约为几秒钟），牵引次数少（约为1次到数次），其主要作用在于促进突出物还纳复位或变位，解除神经根的压迫，减轻神经根的水肿。因此，仅适用于病程短、突出的椎间盘较完整、体质较好、能承受大牵引力的患者。如果方法得当，手法使用准确，一般一到两次即可痊愈。

小牵引一般是指持续牵引或间歇牵引，牵引力较小（小于自身体重），牵引时间较长，牵引次数多，其作用主要在于通过拉宽椎间隙，降低突出物对神经根的压迫以促进神经根炎症、水肿的吸收，以减轻患者腰腿痛的症状。前面讲过的砝码牵引、手动牵引、自重倒悬牵引都属"小牵引"的范畴。现在最新研制的牵引床多兼有"小牵引"和"大牵引"的双重功能。适用于各种阶段、各种类型的腰椎间盘突出症，由于其牵引力柔和、牵引无痛苦，尤其适用于年龄大、体质弱、病程长的患者。临床可根据病人的情况选择应用。

"大牵引"和"小牵引"在临床上应用没有严格的界限，如果患者神经根炎症较重，肌肉紧张痉挛，此时如果实施大牵引可能造成肌肉的损伤，可以先行小牵引治疗，缓解肌肉的紧张痉挛，待痉挛缓解后再行大牵引。大牵引治疗后神经根的炎症消除较慢，可以应用小牵引，拉大椎间隙，减轻神经根的压力，促进神经根炎症的吸收。

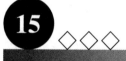

15 牵引疗法应注意什么？

牵引疗法是目前腰椎间盘突出症的最主要的保守治疗方法，其应用非常广泛，几乎每一个腰椎间盘突出症患者都经历过牵引治疗。但是，牵引治疗也同其他疗法一样，有其适应症和禁忌症，不是每一个腰椎间盘突出症患者都适合，临床上选择牵引疗法应注意以下问题：

（1）腰椎间盘突出症患者进行牵引治疗时要严格遵循医生的指导，尤其是在家庭牵引时，应在医生指导下确定牵引的方式、重量、时间等具体内容，持续牵引力不得超过体重的150%。

（2）牵引过程中应注意自我保护，若出现疼痛加重、心慌、骶尾部感觉异常等应立即停止牵引。

（3）牵引一段时间，症状明显缓解后，不应过早中止牵引，更不应进行大的活动，以防活动过度导致病情复发。

（4）治疗过程中不应单纯依赖牵引，应适当配合药物、推拿、针灸等疗法以加快神经根水肿、炎症的吸收。

（5）有严重心脏病、高血压病史的患者，应从较小重量开始，密切注意反应，出现不良反应时应立即停止牵引。

（6）牵引前应排除风湿病、肿瘤、骨折等病变，以防牵引中出现意外。

（7）若牵引中出现腹胀、便秘、疼痛轻度加重时，不应中止牵引。若牵引2个疗程后仍不见效，应向医生咨询，或改用其他疗法。

牵引治疗对腰椎间盘突出症疗效较好，尤其是初次发作的患者，通过牵引疗法大多可以治愈，但不是所有的腰椎间盘突出症患者都可进行牵引疗法，如有下列情况者则不宜进行，以免发生意外：

（1）身体明显衰弱的患者，如有心血管系统、呼吸系统疾病，心肺功能较差的患者。

（2）年龄较大而且有明显骨质疏松的患者。

（3）有结核、肿瘤等疾患引起疼痛，腰椎有破坏性改变的患者。

（4）腰骶部外伤后仍处于急性期的患者。

（5）虽然明确诊断后可进行牵引治疗，但因牵引而症状加重或疼痛剧烈的患者。

（6）病变椎管内有后纵韧带钙化、黄韧带钙化等导致椎管骨性狭窄的患者。

16

◇◇◇

什么是腰椎间盘突出症的牵拉颤腰整复法？

牵拉颤腰整复法是在牵拉的基础上施以颤动的手法治疗腰椎间盘突出

症的方法。这种疗法力量柔和、疗效明显、患者痛苦少、对身体的损伤小、方法简单、不需要特殊设备，适于基层和在家庭牵引时选用。方法如下：

患者俯卧于无床头的硬板单人床上，需 3 名助手，两条床单。一条床单折成宽约 10 厘米的带子，横兜于患者背上，带子两端绕过腋下并在前胸左右交叉，一助手拉紧带子两端，并固定于床头。另两名助手用带子捆住双踝后，分别抓住带子的两端。术者立于患侧，先用推、拿、按、摩等手法放松腰部肌肉，待腰背部肌肉放松后，找准压痛点，两拇指相叠按于压痛点，令助手徐徐用力对抗牵引，同时术者用冲击性压力下按，使患者腰部产生颤动，连续冲按 20～30 次后，继续按住此部不动，令助手缓缓放松牵引。此时，患者可明显感觉腰腿痛症状减轻。若症状减轻不明显，可重复上述动作 2～3 遍。最后，在助手对抗牵引下，术者抱持患者腰部，维持患者躯干平直，并防止腰扭转，将患者翻身为仰卧位，放松牵引，抽出布带，整个操作结束。（图 2-45）

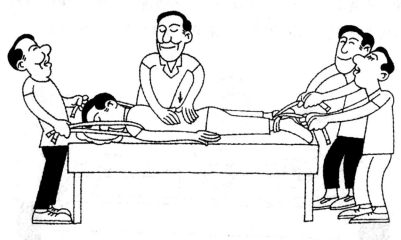

图 2-45　牵拉颤腰整复法

术后一般要求患者前 3 日头部不垫枕平卧，严格静卧，谨防腰部再次扭伤。经过 10 天左右的卧床休息后，可练习翻身、起坐及循序渐进地进行腰部肌肉功能锻炼，但应注意，术后过早活动有复发的可能。

这一治疗方法的关键在于牵拉手法，牵引力的大小应根据病人的年龄、体质、病情等情况而定，一般掌握在 70～100 千克，对有心脑血管系统疾病、体质较弱、合并椎弓峡部不连、不能耐受卧床的患者应慎用。对突出物过大、有游离体、有黄韧带钙化或后纵韧带钙化、椎管骨性狭窄的患者应慎用或禁用。

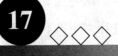

什么是腰椎间盘突出症的俯卧单腿牵引法？

俯卧单腿牵引法是一种简单、方便、实用的牵引方法，禁忌症少，适用于绝大多数患者，尤其是症状较轻、年龄较大、骨质疏松、椎弓崩解，不适合接受大剂量牵引的患者。具体操作方法如下（图 2-46）：

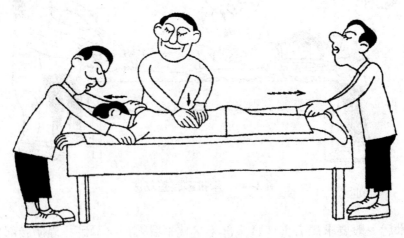

图 2-46 俯卧单腿牵引法

　　患者俯卧于治疗床上，腰部尽量放松，双手抓紧床头，医者双手掌按压在患椎疼痛最明显的部位，让另一助手牵拉患侧下肢，两人要配合默契，按压的同时进行牵拉，用力柔和有力，节奏明显，反复数次，以患者感觉舒适为度。此法主要适用于轻度的腰椎间盘突出症或年龄大的患者，也可用于腰椎滑膜嵌顿、小关节紊乱的患者。

　　进行俯卧单腿牵引的同时，可以配合应用后伸扳法、侧扳法、俯卧位旋转复位法，以提高疗效，尽快解除患者的痛苦。

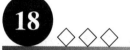

什么是腰椎间盘突出症的俯卧双腿牵引法？

　　俯卧双腿牵引法与单腿牵引法相似，只是牵引的力量增加、幅度增大，对病人身体素质的要求较高。具体操作方法如下：

　　患者俯卧于治疗床上，腰部放松，医者双手叠加置于患椎上，一助手或两个助手立于足侧床头牵拉患者双下肢踝部，在助手持续牵拉的同时，医者颤压患椎部，助手可牵拉下肢上下、左右移动，反复 3～5 次。本法多用于腰椎间盘突出症伴有腰椎后突畸形的患者。其机理是利用腰椎后伸时，矫正腰椎小关节紊乱，在椎间隙增宽时，用手法促使腰椎间盘还纳，减轻对神经根的刺激。

　　无论是单腿牵引还是双腿牵引，牵引后都要卧硬板床休息 2～3 日，起床时腰围固定腰部，配合功能锻炼。

19 ◇◇◇◇

什么是腰椎间盘突出症的瞬间牵引复位法?

瞬间牵引复位法是通过较大的瞬间力拉大椎间隙,同时用外力促使椎间盘复位或变位的方法。本法具有安全、快捷、痛苦小、疗效好的优点,一般病人牵引复位一次即可治愈,临床报道有效率达97%。

具体实施方法为:病人俯卧于治疗床上,术者立于患侧,固定腋窝,牵引端固定于双侧小腿部,用瞬间(2～3秒钟为一牵引周期)、定距、定力的牵引力迅速牵引数次,同时术者按压患椎部位。

这种牵引采用捆绑小腿法,能使牵引力均匀地作用于患椎,由于牵引距离固定,不致于对肢体组织造成牵拉伤,瞬间牵引能迅速有效地拉大椎间隙,在手法作用下促使突出物还纳。

腰椎间盘突出症的主要症状是突出物压迫神经根引起的,只要解除了神经根的压迫,就基本治愈了腰椎间盘突出症。瞬间牵引法采用大牵引力瞬间牵引,能使病变椎间隙瞬间扩大2～5毫米,此时施加手法,促使突出的椎间盘还纳复位,使突出物避开对神经根的压迫,减轻或消除各种疼痛症状。

在临床上,瞬间牵引后约2～3日内有疼痛加重现象,以后逐渐减轻,这是由于手法在使突出物移动的同时,刺激了神经根,使神经根的炎症暂时加重,经卧床休息或内服药物或注射药物后这种症状可迅速消退。经过一段时间的休息后,突出物固定于原位,神经根炎症消除,腰椎间盘突出症基本治愈,这个过程大约1～2周时间。

20 ◇◇◇
如何用拔罐疗法治疗腰椎间盘突出症？

拔罐疗法是选用口径不同的玻璃罐、陶瓷罐或竹罐等，通过燃火、蒸煮或抽气的办法使罐内的气压低于大气压，即形成负压，根据病人的不同情况，吸拔在一定部位的皮肤上以治疗疾病的方法。根据中医学理论，在人体一定部位拔罐可疏通经络，活血散瘀，吸毒排脓，并能通过经络的内外连通作用，起到调节全身机能、平衡阴阳、扶正祛邪的作用。（图 2-47、图 2-48）现代研究证实，拔罐的机械和温热刺激，除了有改善皮肤的呼吸和营养、利于汗腺和皮脂腺的分泌等局部作用外，还有全身调节功能，能兴奋调节中枢神经系统、增强人体免疫功能、改善血液循环。

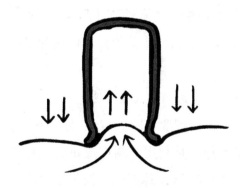

图 2-47　拔罐疗法的原理

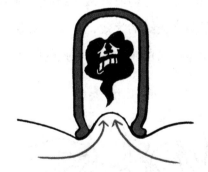

图 2-48　拔罐疗法的作用

（1）常用的罐子种类

①玻璃罐：采用耐热质硬的透明玻璃制成，形状如笆斗，肚大口小，口边微厚而略向外翻，大小型号不等。优点是清晰透明，使用时可以窥见罐内皮肤的瘀血、出血等情况，便于掌握拔罐治疗的程度，特别适用于刺

络拔罐法。缺点是闪火时导热快，且容易破碎。（图2-49）

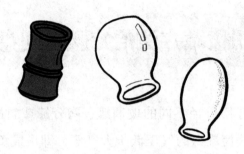

图2-49　常用的罐子种类

②抽气罐：分为连体式与分体式两类。连体式是将罐与抽气器连结为一体，其上半部为圆柱形的抽气筒，下半部是呈腰鼓形的罐体，采用双逆止阀产生负压，吸附力可随意调节；分体式是罐与抽气器分开，使用时再连接，有橡皮排气球抽气罐、电动抽气罐等。抽气罐的优点是可以避免烫伤，操作方法容易掌握。不足之处是没有火罐的温热刺激。

③多功能罐：是指实现较多功能的拔罐法，是现代科技发展的产物。如将罐法与药液外敷相结合，或罐法与电磁相结合等制作而成的罐。增强了单纯拔罐的疗效，拓宽了罐法的适应症，且操作十分简便。但这种多功能罐往往存在吸拔力不强的问题。

（2）常用的吸拔方法

①火罐法（图2-50）：即闪火法，最常用，是利用卵圆钳或止血钳等挟住95%乙醇棉球燃烧，消耗罐中部分氧气，并借火焰的热力使罐内的气体膨胀而排除罐内部分空气，使罐内气压低于外面大气压（即负压），借以将罐吸着于施术部位的皮肤上。火罐法其吸拔力的大小与罐具的大小和深度、

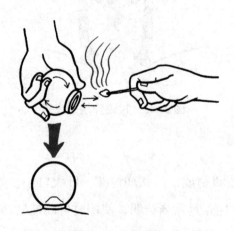

图2-50　火罐法

罐内燃火的温度和方式、扣罐的时机与速度及空气在扣罐时再进入罐内的多少等因素有关。如罐具深而且大，在火力旺时扣罐，罐内热度高、扣罐动作快，下扣时空气再进入罐内少，则罐的吸拔力大；反之则小，可根据临床治疗需要灵活掌握，须注意操作时不要烧罐口，以免灼伤皮肤。

②抽气法：先将备好的抽气罐紧扣在需拔罐的部位上，用抽气筒将罐内的空气抽出，使之产生所需负压、即能吸住，此法适用于任何部位拔罐。

③走罐法：又名推罐法、飞罐法，一般用于面积较大，肌肉丰厚的部位，如腰背部、大腿等处。须选口径较大的罐，罐口要求平滑较厚实，最好选用玻璃罐，先在所经皮肤上涂以润滑油脂，将罐吸拔好后，以手握住罐底，稍倾斜，即推动方向的后边着力，前边提起，慢慢向前推动，这样吸拔在皮肤表面上进行上下或左右或循经的来回推拉移动，至皮肤潮红为度。

（3）起罐法：起罐亦称脱罐。用一手拿住火罐，另一手将火罐口边缘的皮肤轻轻按下，或将火罐特制的进气阀拉起，待空气缓缓进入罐内后，罐即落下。切不可硬拔，以免损伤皮肤。若起罐太快，易造成空气快速进入罐内，则负压骤减，使患者产生疼痛。（图2-51）

> ### 怎样避免火罐烫伤
>
> ①在拔罐地方，事前先涂些水（冬季涂温水）。使局部降温，保护皮肤，不致烫伤；
>
> ②酒精棉球火焰，一定要朝向罐底，不可烧着罐口，罐口也不要沾上酒精；
>
> ③缩短留罐时间，过长容易吸起水泡，一般3～5分钟即可，最多不要超过10分钟。

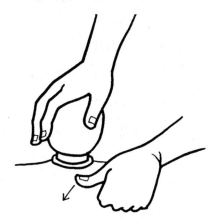

图2-51　起罐法

21 ◇◇◇ 拔罐有哪些注意事项?

（1）拔罐时因要暴露体表皮肤，故须注意保暖，防止受凉。

（2）初次拔罐及体弱、紧张、年老等易发生意外反应的患者，宜选小罐具，且拔的罐数要少，宜用卧位。随时注意观察患者的面色、表情，以便及时发现和处理意外情况。若患者有晕罐征兆，如头晕、恶心、面色苍白、四肢厥冷、呼吸急促、脉细数等症状时，应及时取下罐具，使患者平卧，取头低脚高体位。轻者喝些开水，静卧片刻即可恢复。重者可针刺百会、人中等穴位以醒脑开窍。

（3）拔罐以肌肉丰满、皮下组织丰富及毛发较少的部位为宜。皮薄肉浅、五官七窍等处不宜拔罐。上次拔罐部位的罐斑未消退之前，不宜再在原处拔罐。

（4）拔罐动作要稳、准、快，可根据病情轻重及病人体质的不同情况灵活掌握吸拔力的大小。一般来说，罐内温度高时扣罐速度快、罐具深而大，吸拔力则大；反之则小。若吸拔力不足则要重新拔，吸拔力过大可按照起罐法稍微放进一些空气。

（5）拔罐后若出现小水泡，可不作处理，注意防止擦破，任其自然吸收；也可涂少许龙胆紫，或用酒精消毒后，敷盖消毒

腰突症患者外出小贴士

①长时间坐车或行走时，最好佩戴腰围，加强腰部的保护

②避免长时间固定于某种姿势

③注意保暖、防寒、防潮

④外出期间注意适当休息，注意身体的锻炼，可进行腰背肌的功能锻炼

⑤如腰部有不适感或不慎再次扭伤腰部，应及时诊治

干敷料。

（6）有出血倾向者，或患出血性疾病者，禁忌拔罐；身体状态不佳，如过度疲劳、过饥、过饱、过渴等，不宜拔罐。

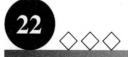

如何对腰椎间盘突出症患者进行分期拔罐治疗?

（1）急性期

治则：行气活血，镇静止痛。

处方：肾俞、次髎、委中、环跳、阿是穴。（图 2-52）

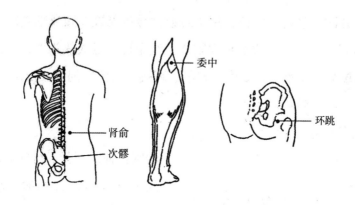

图 2-52　急性期的拔罐取穴

操作方法：患者俯卧位，用中号或大号玻璃罐吸拔在腰骶部最痛点，然后以每秒钟 10 厘米的速度顺着足太阳膀胱经、督脉上下走罐。可以先从肝俞到次髎，由次髎到腰俞，沿督脉直至大椎，再由大椎到大杼，沿足太阳膀胱经再到次髎，往返 5～6 次。下肢走罐的路线可以从承扶到承山，或由环跳到风市。最后在委中穴刺络拔罐，留罐 5 ～ 10 分钟。隔天 1 次，5 次 1 疗程。

（2）缓解期

治则：舒筋通络，行气止痛。

处方：肾俞、承山、委中、腰眼、环跳。（图 2–53）

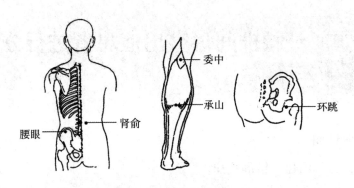

图 2–53　缓解期的拔罐取穴

操作方法：患者俯卧位，用中号或大号玻璃罐在腰骶部走罐，留罐于腰骶部的痛点，然后在背部足太阳膀胱经走罐，至透热为度，重点拔肾俞穴。最后按顺序在承山、委中、腰眼、环跳等穴位处闪罐并留罐 5 ～ 10 分钟。隔天 1 次，5 次 1 疗程。

（3）恢复期

治则：补益肝肾，行气通络。

处方：肾俞、关元俞、承山、委中。（图 2–54）

操作方法：患者俯卧位，首先在上述穴位用闪火法拔罐，留罐 10 ～ 15 分钟。然后再于腰背部督脉、足太阳膀胱经以及下肢后侧、外侧，用大号或中号罐，以每秒钟 10 厘米的速度循

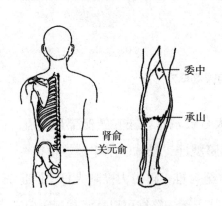

图 2–54　恢复期的拔罐取穴

经走罐。隔天 1 次，5 次 1 疗程。

上面介绍了腰椎间盘突出症的拔罐治疗，不同的患者可以根据对照不同的证型来选择适合自己的拔罐方法，相信一定会起到很好的疗效。

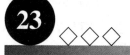

23 ◇◇◇
刮痧疗法治疗腰椎间盘突出症的机理是什么?

刮痧疗法的理论核心是中医的经络学说。现代医学理论将刮痧疗法视为一种特殊的物理学疗法。通过对特定皮肤部位的刮拭，使人体末梢神经或感受器产生效应，能增强机体的免疫机能；对循环、呼吸中枢具有镇静作用；促进神经体液调节；促进全身新陈代谢。

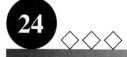

24 ◇◇◇
常用的刮痧器具及药用介质有哪些?

（1）刮痧器具：刮痧器具种类较多，材质各异。广泛地说，凡是边缘圆钝、质地较硬但不会对皮肤造成意外损伤的物品都可用来刮痧。如家庭中的汤匙、瓷碗边、梳子背儿等都是可就地取材选用的工具。目前市面上也有各种各样的刮痧板出售，多系选用具有清热解毒作用且不导电、不传热的水牛角制成。在几何形状上，做成不同的边、角、弯及不同厚薄，可更方便地适用于人体各部位。（图 2-55）

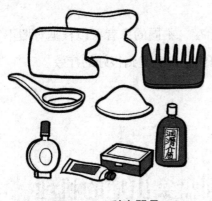

图 2-55 刮痧器具

（2）刮痧介质：刮痧通常要用一定的润滑介质，可使用普通介质，如水、麻油、食用油等，也可根据疾病寒热辨证采用相应的药用介质，如葱姜汁或肉桂、丁香、川乌、草乌制成的油剂具有温里散寒之功效，红花油可活血祛瘀，提炼浓缩配制的威灵仙油具有祛风除湿的功效等等。

25

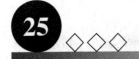

刮痧注意事项有哪些?

（1）刮痧应避开皮肤黑痣、肿块、手术瘢痕、肚脐、眼、鼻、口、乳头、生殖器等部位。

（2）刮痧力度适中，不宜过轻或过重，同时结合患者耐受力而定。

（3）刮痧后休息 30 分钟，方可活动。3～4 小时后才能洗澡，禁洗冷水澡。

（4）刮痧部位可左右交替，若刮拭同一部位，应间隔 2～3 天，待肤色由紫红或暗红逐渐变浅淡后方可进行再次刮痧。

（5）刮痧晕昏处理方法：平卧，松开衣领、腰带；刮拭人中穴，待清醒后喝温糖水，休息半小时即可。

（6）有出血性倾向疾病，严重内科疾病，皮肤疾病，严重的传染性疾病，晚期肿瘤，妇女妊娠期、月经期，过饥过饱，酒醉、过劳之后均不宜刮痧。

26

◇◇◇

腰椎间盘突出症的常用刮痧法有哪些?

（1）寒湿型腰椎间盘突出症

症状和体征：腰部冷痛重着、酸胀麻木，或拘急强直不能仰俯，或疼痛连及骶、臀、大腿、腘等部位，如迁延日久，则疼痛时轻时重。每逢气候骤变，阴雨风冷，疼痛增剧，局部热敷则痛减。舌苔白腻，脉沉。

治则：温经通络，行气除湿。以刮拭足太阳膀胱经、足少阳胆经、背俞穴为主。（图 2-56）

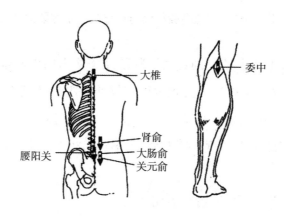

图 2-56　寒湿型腰椎间盘突出症的刮痧取穴

刮拭方法：①从上到下刮足太阳膀胱经（从内向外刮也可以），左右各 30 次，在肾俞、大肠俞、关元俞等穴位处要用力刮拭；②刮腰阳关穴30 次，以局部皮肤发红或出痧为度；③刮双侧委中穴，左右各 30 次；④刮腰部阿是穴，约 30 次，力量稍重，以患者耐受为度。⑤如果伴有恶寒发热，可以刮大椎、合谷各 30 次。隔日治疗 1 次。

（2）湿热型腰椎间盘突出症

症状和体征：腰部疼痛，拘挛不适，疼痛部位伴有热感，每于热天或者腰部灼热后疼痛加剧，遇冷则疼痛减轻，口渴不欲饮，小便黄赤，有的患者可以出现午后身热，微微汗出。舌红苔黄腻，脉濡数或弦数。

治则：舒筋活络，清热利湿。（图 2-57）

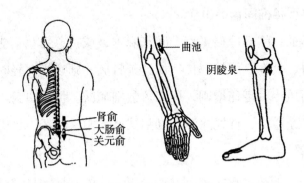

图 2-57　湿热型腰椎间盘突出症的刮痧取穴

刮拭方法：①从上到下刮足太阳膀胱经（从内向外刮也可以），左右各 30 次，在肾俞、大肠俞、关元俞等穴位处要用力刮拭；②刮腰部阿是穴，约 30 次，力量稍重，以患者耐受为度。③刮双侧阴陵泉穴 30 次，以局部皮肤发红或出痧为度；④刮双侧曲池穴 30 次至局部出痧。隔日治疗 1 次。

（3）气滞血瘀型腰椎间盘突出症

一个拳击运动员对医生说：我失眠了有什么办法能治？

医生：你在睡前数数从 1 数到 99 就行了。

运动员：这办法我试过，但每当数到 9 我就会从床上跳起来。

症状和体征：腰部强直酸疼拒按，以夜间为甚，疼痛部位固定不移，转侧仰俯不灵活，腘横纹常见有脉络瘀血。舌黯或有瘀斑，苔白或黄，脉弦或细涩。

治则：活血祛瘀，舒筋通络。以刮拭足太阳膀胱经、足少

阳胆经、背俞穴为主。（图 2-58）

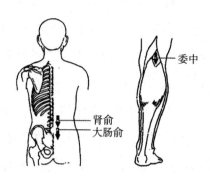

图 2-58　气滞血瘀型腰椎间盘突出症的刮痧取穴

刮拭方法：①从上到下刮足太阳膀胱经（从内向外刮也可以），左右各 30 次，在肾俞、大肠俞等穴位处要用力刮拭，直至皮肤发红或出痧；②刮双侧委中穴，左右各 30 次；③刮腰部阿是穴，约 30 次，力量稍重，以患者耐受为度。隔日治疗 1 次。

（4）肾虚型腰椎间盘突出症

症状和体征：起病多比较缓慢，腰部隐隐作痛，疼痛绵绵不已，腰膝酸软乏力，劳则更甚，卧则减轻。如果伴有神情倦怠，面色㿠白，手足不温，滑精，舌淡，脉细者，为肾阳虚；如果伴有面色潮红，口燥咽干，五心烦热，小便黄，舌红，脉数者，为肾阴虚。

治则：补肾壮腰。以刮拭足太阳膀胱经、背俞穴为主。（图 2-59）

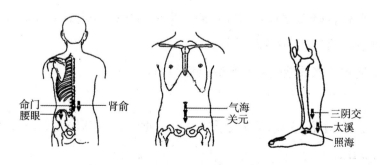

图 2-59　肾虚型腰椎间盘突出症的刮痧取穴

刮拭方法：①从上到下刮足太阳膀胱经（从内向外刮也可以），左右各 30 次，用力刮拭肾俞穴至关元俞一段；②刮命门穴、腰眼穴，各 30 次；③刮太溪穴，左右各 30 次；④肾阳虚者，刮拭气海、关元穴各 30 次，力度要轻；肾阴虚者，刮拭照海、三阴交穴各 30 次。隔日治疗 1 次。

"虚者补之，实者泻之"是中医治疗的基本法则之一。从表面上看，刮痧疗法虽无直接补泻物质进入机体，但可依靠手法在体表一定的部位进行一定的刺激，从而起到使机体机能兴奋或使机体机能抑制的作用，这些作用的本质就是属于"补"与"泻"的范畴。在腰椎间盘突出症的刮痧治疗中，也要遵循一定的补泻规律。对于实证，可使用一定的泻法，即刮痧按压力大，速度快，刺激时间较短。对于虚证，则要采取一定的补法，即刮痧按压力小，速度慢，刺激时间长。

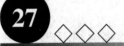

适用于腰椎间盘突出症的偏方验方有哪些?

俗话说"偏方治大病"。选用偏方治疗腰椎间盘突出症，如果应用得当，也会取得很好的疗效。治疗腰痛、腰椎间盘突出症常用的有效偏方如下，供患者根据自己的情况选用：

（1）适用于寒湿型腰椎间盘突出症的偏方验方

方 1

组成：过山龙 75 克，马钱子 2 克（有毒性，需在医生指导下应用），威灵仙 15 克。

制法：将上药加水 500 毫升，煮取药液 250 毫升。药渣再加水 250 毫升，煮取 125 毫升，将其放入煲中，加小公鸡 1 只（去肠杂），煮熟，食前加五加皮酒或当归酒适量。

用法：鸡肉和汤分 2 次服完。

方 2

组成：白术 60 克，苍术 60 克，酒适量。

制法：上药研末分 12 包。

用法：每日 3 次，每次 1 包，酒送服。

方 3

组成：萆薢 100 克，附子 30 克，杜仲 30 克，独活、羌活各 15 克，桂心 30 克，牛膝 100 克，桑寄生 60 克。

制法：以上药物洗净风干，打碎末，用布袋盛之，浸于酒 2000 毫升中，密封 10 天后打开。

用法：每天吃饭前，喝一小盅，温服。

（2）适用于湿热型腰椎间盘突出症的偏方验方

方 1

组成：黄柏 10 克，独活 10 克，玄胡 60 克。

制法：加醋炒后研末。

用法：每日 3 次，1 次 3 克。

方 2

组成：透骨草 60 克，黄柏 30 克，苍术 30 克，玄胡 60 克，

中药妙对

中药名及成药名往往含意深远，有悠深的寓意。自古不少名人雅士巧妙地运用药名拟定药联，给药物以活力，赋草木以生机。在表现手法上也颇为工整严谨，使人们读后即得到艺术享受，又增进中药、成药的知识，极富情趣。采撷一二，以供欣赏。

白头翁，持大戟，跨海马，与木贼草寇战百合，旋复回朝，不愧将军国老。红娘子，插金簪，戴银花，比牡丹芍药胜五倍，苁蓉出阁，宛如云母天仙。

刘寄奴含羞望春花；徐长卿砒霜采腊梅。

风月前湖夜，轩窗半夏凉。

红娘子上重楼，连翘百步；白头翁坐常山，独活千年。

白酒 1500 克。

　　制法：上药浸于白酒中。

　　用法：每日早、中、晚各服 30 克。

　　方 3

　　组成：生石膏 30 克，知母 10 克，防己 15 克，黄柏 12 克，威灵仙 30 克，透骨草 30 克。

　　制法：上药煎汤，趁热服用。

　　用法：每日一剂，分两次服。

　　（3）适用于气滞血瘀型腰椎间盘突出症的偏方验方

　　方 1

　　组成：马钱子 5 克，土鳖虫 10 克，牛膝 15 克，麻黄 5 克，僵蚕 10 克，全蝎 15 克，甘草 10 克，乳香 15 克，没药 15 克，苍术 10 克。

　　制法：上药焙干后研粉，分装胶囊，每粒含生药 0.3 克。

　　用法：每晚临睡前口服 4 粒，逐日增加 1 粒，最多不超过 8 粒，以黄酒 30～50 毫升冲服。

　　方 2

　　组成：丹皮、丹参各 15 克，当归、陈皮、桃仁、白芷各 10 克，牛膝、川断各 15 克，甘草 6 克。

　　制法：上药煎汤，趁热服用。

　　用法：每日一剂，分两次服。

　　（4）适用于肾虚型腰椎间盘突出症的偏方验方

　　方 1

　　组成：杜仲 20 克，威灵仙 55 克。

　　制法：分别研粉后混合拌匀，再取猪腰子（猪肾脏）1～2 个，去掉筋膜（肾上腺），洗净剖开，再放入药粉，摊匀后合紧，共放入碗中，加水少许，慢火久蒸。

　　用法：食肉，喝汤，每日 1 剂，孕妇忌服。

方 2

组成：生鳖甲 50 克，煅自然铜 10 克，杜仲 15 克，土鳖虫 10 克。

制法：共研细末。

用法：每日 2 次，每次 25 克，黄酒冲服。

> **脊髓圆锥综合征的表现**
>
> 表现为会阴及肛门周围的皮肤感觉消失，骨盆出口处肌肉软瘫包括不能自主排便，阴茎勃起和射精能力完全丧失。

方 3

组成：当归，泽兰叶，苏木，地龙，杜仲，赤芍，黄芪，丹参，鹿茸，金毛狗脊各 10 克。

制法：水煎服。

用法：每日 1 剂，10 天为 1 个疗程。

以上介绍了治疗腰椎间盘突出症的偏方验方，其实中医学以及民间的一些有效的验方还有很多，只要使用恰当，一定能起到神奇的疗效。但是要对症施治，不可什么验方都在自己身上试验。因此，为了安全起见，应在医生指导下进行试用。

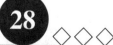

28

贴敷疗法治疗腰椎间盘突出症有什么优点？

贴敷疗法是将药物贴敷于身体特定部位如穴位、手心、足心、肚脐等，通过一定途径发挥药物与特定部位双重作用的治病方法，属于外治法的一种。贴敷疗法疗效确定、经济方便，避免了药物内服的禁忌、副作用及患者不愿服用苦药等不足，尤适用于儿童、妇女、老人等畏针忌药者，是群众乐于接受的一种自然疗法。

药物贴敷疗法用来治疗腰椎间盘突出症，不仅继承了历代中国传统医学的特点，又是在实际运用中得到发展与不断创新的一种有效方法。目前，运用贴敷疗法治疗腰椎间盘突出症，已经取得了满意的疗效，为很多腰椎间盘突出症患者解除了痛苦。下面就为大家介绍一些临床常用的药物敷贴的方子，以供患者根据自己的病情灵活选用。

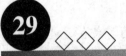

寒湿型腰椎间盘突出症患者如何选用贴敷疗法？

（1）症状和体征：腰部冷痛重着、酸胀麻木，或拘急强直不能仰俯，或疼痛连及骶、臀、大腿、腘等部位，如迁延日久，则疼痛时轻时重。每逢气候骤变，阴雨风冷，疼痛增剧，局部热敷则痛减。舌苔白腻，脉沉。

（2）适用的敷贴方：

方1

穴位：肾俞，腰眼，脾俞（图2-60）

药物：生姜汁150毫升，黄明胶90克，乳香末6克，没药末9克，花椒末12克。

用法：先将前2味药入锅内加热熔化，再放入乳香、没药，熬2～3沸取下，放在沸汤上炖，以柳条不停地搅动，

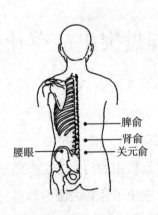

图2-60　寒湿型腰椎间盘突出症的贴敷取穴

脾俞
肾俞
关元俞
腰眼

成膏后，加入花椒末再搅匀，离汤取下锅，待温时，以牛皮纸摊贴，敷于穴位上。另以醋炒麸皮，布包放膏药上熨之，每日 1 ～ 2 次。敷贴 5 ～ 7 日取下，穴位起小水泡为度。

方 2

穴位：腰眼

药物：木香、花椒、大茴香、补骨脂、升麻各 30 克，附片 15 克，肉桂 20 克，川楝子 20 克。

用法：上药共研细末，过 100 目筛，贮瓶备用。用时取药粉 20 克，加生姜汁适量调膏，敷贴穴位上，上盖纱布，以艾炷放膏上点燃灸之，见效迅速。

方 3

穴位：关元俞，阿是穴。

药物：食盐 250 克，麸皮或沙子 500 克。

用法：将食盐、麸皮或沙子共炒热，装入布袋内，趁热敷在疼痛处。每日 2 次，每次 30 分钟。

方 4

穴位：阿是穴。

药物：防风，荆芥，细辛，桂枝，川椒，乳香，没药各 30 克

用法：将上述药物粉碎，过 60 目筛，用时取 20 克～ 30 克，铺于两层纱布中，范围如手掌大，用酒调成糊状。敷于疼痛部位，依次加上塑料薄膜、干毛巾，将 90 度～ 100 度的热水装入热水袋中，用热水袋热敷，每次敷 1 小时，每日 1 次，10 日为 1 个疗程。

方 5

穴位：阿是穴。

药物：艾叶 100 克。

用法：醋炒至焦黄，趁热布裹敷患处，每日 1 次。

30

◇◇◇

湿热型腰椎间盘突出症患者如何选用贴敷疗法？

（1）症状和体征：腰部疼痛，拘挛不适，疼痛部位伴有热感，每于热天或者腰部灼热后疼痛加剧，遇冷则疼痛减轻，口渴不欲饮，小便黄赤，有的患者可以出现午后身热，微微汗出。舌红苔黄腻，脉濡数或弦数。

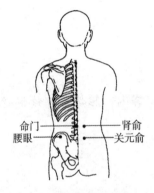

命门
腰眼
肾俞
关元俞

图 2-61　湿热型腰椎间盘突出症的贴敷取穴

（2）适用的敷贴方

方 1

穴位：命门。（图 2-61）

药物：鲜丝瓜络 100 克。

用法：将鲜丝瓜络捣烂，外敷于命门穴。

方 2

穴位：腰眼，肾俞，阿是穴。

药物：白芥子 2 份，栀子 8 份。

用法：将两药共研细末，加鸡蛋清和面粉适量，调成糊状敷于穴位上，2 日换药 1 次，5 次为 1 疗程。

31

◇◇◇

气滞血瘀型腰椎间盘突出症患者如何选用贴敷疗法？

（1）症状和体征：腰部强直酸疼拒按，以夜间为甚，难以入眠，疼痛部位固定不移，转侧仰俯不灵活，甚则不能下床，腘横纹常见有脉络瘀血。舌黯或有瘀斑，苔白或黄，脉弦或细涩。

（2）适用的敷贴方

方 1

穴位：腰眼，阿是穴。

药物：当归、红花、土鳖虫各 20 克，乳香 25 克，没药 30 克，血竭 15 克，三七粉 30 克。

用法：将诸药放入醋内浸泡 24 小时，放锅内加热煮沸，以纱布放醋内浸透，趁热浸渍腰眼及痛处，如冷再换，每日 2 次，每次 1～2 小时。

方 2

穴位：肾俞，关元俞，阿是穴。

药物：乳香、没药、赤芍各 30 克，马钱子 15 克，生大黄 20 克。

用法：将上述药物共研细末，放于布袋中，用醋调湿后敷于穴位上，袋上放一热水袋，每日治疗 2 次，每次治疗 30 分钟，每剂药可用 3 日。

方 3

穴位：阿是穴。

药物：生香附、石菖蒲、萝卜子各 50 克。

用法：将上述药物共研粗末，再与鲜韭菜 150 克共捣烂，炒热，洒入白酒少许，布包趁热敷患处。每日 2 次，每次 30 分钟。

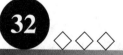

32

肾虚型腰椎间盘突出症患者如何选用贴敷疗法？

（1）症状和体征：起病多比较缓慢，腰部隐隐作痛，疼痛绵绵不已，腰膝酸软乏力，劳则更甚，卧则减轻。如果伴有神情倦怠，面色㿠白，手足不温，滑精，舌淡，脉细者，为肾阳虚；如果伴有面色潮红，口燥咽干，五心烦热，小便黄，舌红，脉数者，为肾阴虚。

（2）适用的敷贴方

方1

穴位：腰眼，肾俞，脾俞。（图2-62）

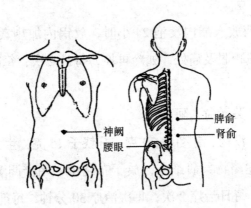

神阙

腰眼

脾俞

肾俞

图2-62 肾虚型腰椎间盘突出症的贴敷取穴

药物：桑寄生、独活、杜仲、骨碎补、仙茅、肉桂、威灵仙各20克、海马15克、樟脑10克。

用法：上药共研细粉，贮瓶备用。用时取药粉适量，撒布于镇痛膏上，加热敷于穴位上，7日换药1次，5次为1疗程。

方2

穴位：肾俞，腰眼。

药物：吴茱萸30克，杜仲12克，牛膝15克，透骨草20克。

用法：将上药研细末，用白酒调后敷贴于肾俞穴和腰眼穴，隔3日1次。

方3

穴位：神阙穴。

药物：桑寄生、独活、杜仲各3克，牛膝5克，伸筋草2克、麝香少许。

用法：麝香另研，余药共研细末，将脐内放麝香，再放余药，敷贴神阙穴，外以胶布固定，2～3 天换药 1 次。

方 4

穴位：神阙穴。

药物：独活、杜仲各 3 克，牛膝 5 克，干姜 6 克，炙甘草 3 克。

用法：将上药混合烘干，碾面，每次取 2 克，蜜调敷贴神阙穴，用一软纸覆盖，再加棉花，外用胶布固定封好，3～7 天换药 1 次。

方 5

穴位：阿是穴。

药物：肉桂 30 克，吴茱萸 90 克，生姜 120 克，葱头 30 克，花椒 60 克。

用法：上药共炒热，以布包裹，热敷腰部，冷后炒热再敷。

33 ◇◇◇ 熏洗疗法治疗腰椎间盘突出症的机理是什么？

熏洗疗法是一种治疗腰椎间盘突出症较为有效的局部治疗方法，操作简便，易学易用，容易掌握，疗效可靠。熏蒸可以使药物直接作用于病变部位，通过皮肤吸收，以改善腰部的血液循环，促进局部组织的新陈代谢，增加局部代谢产物排泄和炎症、淤血的吸收，缓解肌肉痉挛，从而达到镇痛的效果。另外，腰椎间盘突出症患者还可以通过一定的药浴来改善体质，增强机体的免疫力，到达全身调理的目的。

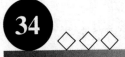

如何用熏洗疗法治疗寒湿型腰椎间盘突出症？

（1）症状和体征：腰部冷痛重着、酸胀麻木，或拘急强直不能仰俯，或疼痛连及骶、臀、大腿、腘等部位，如迁延日久，则疼痛时轻时重。每逢气候骤变，阴雨风冷，疼痛增剧，局部热敷则痛减。舌苔白腻，脉沉。

（2）治则：温经通络，行气除湿。

（3）具体熏洗方剂及操作方法（图2-63）

方1

干姜熏洗方

组成：干姜60克，干辣椒30克，生乌头20克，宣木瓜25克。

用法：上药加清水2000毫升，煎煮沸30～40分钟，趁热熏蒸患处，待药液温后取汁倒入盆中，用消毒毛巾蘸药液擦洗患处，最后用纱布浸透药液外敷患处。如此反复擦洗，热敷2～3次，每次30～60分钟。每日早、晚各用1次，每剂可用2日。

功用：温经散寒，通络止痛。

附注：方中生乌头有毒，且用量偏大，禁忌内服。本方对缓解疼痛有较好的疗效。本方加桂枝25克，元胡15克，用于疼痛甚者，效果尤佳。

方2

土茯苓汤

组成：土茯苓、防风、白芷、大蒜（蒜瓣）、艾叶、桑树枝、透骨草各30克。

用法：上药加清水2500毫升，煎沸

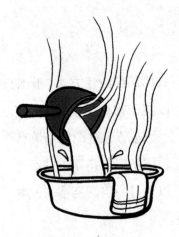

图2-63　熏洗疗法

5 ～ 10 分钟，取出药液，倒入盆中，上盖方巾布，趁热先熏后洗患处，每次熏洗 30 ～ 40 分钟。每日熏洗 1 ～ 2 次，每剂可用 2 次。

功用：祛风利湿，温经止痛。

方 3

温通洗剂

组成：生草乌、生川乌、生南星、艾叶各 30 克，生马钱子、制乳香、制没药、生附子各 15 克。

用法：上药加清水 2000 毫升，浸泡 1 小时后，以文火煎煮 45 ～ 60 分钟，取出药液，倒入盆中，熏洗患处（先熏后洗），每次熏洗 30 分钟。每日 1 剂，每剂可熏洗 2 次，7 日为 1 个疗程。

功用：祛风除湿，温经通络。

附注：方中生川乌、生草乌、生附子、艾叶温经散寒，除湿止痛；马钱子、制乳香、制没药活血通络，化瘀止痛。本方药性峻猛，温通力宏，故用之效佳。

注意事项：本方有剧毒，严禁内服，切忌溅入口、眼、鼻、耳内。

方 4

加味豨莶草洗剂

组成：豨莶草 30 克，桂枝、刺五加、石菖蒲、石楠藤、水皂角、当归各 15 克。

用法：上药加清水 3000 毫升，煎煮沸 30 分钟，存渣取汁，将药液倒入盆中，趁热熏蒸患处，待药液温后洗浴患处，反复擦洗，每次 15 ～ 30 分钟。每日

小资料

在芬兰，桑拿浴是全国普及的洗浴方式。芬兰人的一句格言就是："先建你的桑拿房，再建你的房屋。"他们的桑拿房就建在浴室的隔壁，传统的桑拿房都是半地下的小木屋，下面是巨大的火炉，火炉上面垒上巨大的火山岩石块，构成一个天然的增温系统，并使温度保持在 75℃ 左右。现代人洗芬兰桑拿浴的目的，就是为了流汗，让肌肉放松，排除毒素，彻底清洁身体。

1剂，日洗2次，7～10日为1个疗程。

功用：散寒祛湿，通经活络。

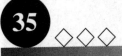

如何用熏洗疗法治疗湿热型腰椎间盘突出症？

（1）症状和体征：腰部疼痛，拘挛不适，疼痛部位伴有热感，每于热天或者腰部灼热后疼痛加剧，遇冷则疼痛减轻，口渴不欲饮，小便黄赤，有的患者可以出现午后身热，微微汗出。舌红苔黄腻，脉濡数或弦数。

（2）治则：舒筋通络，清热祛湿。

（3）具体熏洗方剂及操作方法

方1

栀柏洗剂

组成：大黄、薄荷各6克，栀子、黄柏各10克，威灵仙、制乳香、制没药、桑枝各12克，透骨草、伸筋草各20克。

用法：上药加清水2000毫升并浸泡1小时，至文火煎煮40分钟后，取出药液，倒入盆中，先趁热熏蒸患处，待药液温后浸洗患处，每次熏洗30分钟。每日1剂，每日熏洗2次，7～10日为1个疗程。

功用：舒筋通络，清热祛湿。

方2

清热洗剂

组成：黄芩、黄柏各10克，山栀子12克，当归、丹皮各15克，透骨草、伸筋草、续断各20克。

用法：上药加清水1000～1500毫升，煎煮沸后5～10分钟，将药液倒入盆内，趁热熏洗浸渍患处，每次 30 分钟。每日 1 剂，每日熏洗 2 次。

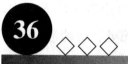

如何用熏洗疗法治疗气滞血瘀型腰椎间盘突出症？

（1）症状和体征：腰部强直酸疼拒按，以夜间为甚，疼痛部位固定不移，转侧仰俯不灵活，腘横纹常见有脉络瘀血。舌黯或有瘀斑，苔白或黄，脉弦或细涩。

（2）治则：活血祛瘀，舒筋通络。

（3）具体熏洗方剂及操作方法

方 1

活络洗剂

组成：生川乌、宣木瓜、炒艾叶、五加皮、地龙、当归、丹皮、羌活、土鳖虫、伸筋草各 30 克。

用法：将上药用纱布包裹后，入盆中加冷水 3000 毫升置炉火上煎煮沸 5 分钟左右，将盆离火置地上，趁热熏蒸患处。待稍冷后（以不烫手为度）用药液浴洗患部，并轻轻揉按患处，每次熏洗约 1 小时左右。每日 1～2 次，每剂药可连用 5～7 日。

功用：活血祛瘀，舒筋通络。

注意事项：凡皮肤有破损及患化脓性皮肤病者忌用。

方 2

当归红花煎

组成：当归、红花、乳香、炮山甲、没药、川续断、桂枝、地龙、花

对腰椎间盘突出症认识的误区——能忍就忍不进行正规治疗

专家释疑：由腰椎间盘突出症引起的腰腿痛可以引起大小便失禁、下肢麻木甚至部分肌肉瘫痪。有些出现大小便功能障碍的患者，24小时内如果不及时治疗，可能导致大小便功能不再恢复自主控制。另外，下肢部分肌肉瘫痪者，1～3个月内若不及时治疗，即使手术也有可能无法恢复。

椒各10克。

用法：上药加清水2000毫升并浸泡1小时，至文火煎煮40分钟后，取出药液，倒入盆中，先趁热熏蒸患处，待药液温后浸洗患处，每次熏洗30分钟。每日1剂，每日熏洗2次，7～10日为1个疗程。

功用：活血化瘀，通络止痛。

方3

活血洗剂

组成：丹参12克，五加皮、透骨草、川椒、川牛膝、宣木瓜、艾叶、白芷、红花各10克，肉桂5克。

用法：上药加清水1000～1500毫升，煎煮沸后5～10分钟，将药液倒入盆内，趁热熏洗浸渍患处，每次30分钟。每日1剂，每日熏洗2次。

功用：活血通络，散瘀止痛。

方4

活血止痛方

组成：桂枝、路路通、伸筋草、乳香、没药、羌活、川牛膝、淫羊藿、当归各10克，独活、透骨草各12克，川红花、川木瓜各6克。

用法：上药加清水2000毫升，煎至沸腾，将药液倒入盆内，趁热先熏后洗患处，每次熏洗30分钟。每日熏洗1～3次，每剂可用2日。

功用：活血化瘀，温经通络，散寒止痛。

37
◇◇◇◇

如何用熏洗疗法治疗肾虚型腰椎间盘突出症?

（1）症状和体征：起病多比较缓慢，腰部隐隐作痛，疼痛绵绵不已，腰膝酸软乏力，劳则更甚，卧则减轻。如果伴有神情倦怠，面色㿠白，手足不温，滑精，舌淡，脉细者，为肾阳虚；如果伴有面色潮红，口燥咽干，五心烦热，小便黄，舌红，脉数者，为肾阴虚。

（2）治则：补肾壮腰。

（3）具体熏洗方剂及操作方法

方1

熏蒸止痛方

组成：透骨草20克，玄参、浮萍、地肤子、菟丝子、补骨脂、续断、仙灵脾各10克。

用法：上药加清水1500毫升，煎煮沸后10分钟，取出药液倒入盆内，待温（以50～60度为宜）时，用消毒毛巾蘸药液擦洗患处，每次擦洗5～10分钟。日洗3次，每日1剂。

功用：补肾壮腰，通络止痛。

方2

补肾活血汤

组成：苏木、伸筋草、透骨草各20克，鸡血藤、牛膝、木瓜各15克，红花、仙灵脾、菟丝子、艾叶、补骨脂、续断、千年健各10克。

用法：上药加清水2500毫升，煎沸5～10分钟，取出药液，倒入盆中，上盖方巾布，趁热先熏后洗患处，每次熏洗30～40分钟。每日熏洗1～2次，每剂可用2次。

功用：益肾壮腰，活血通络。

熏洗疗法作为一种简便易行的治疗方法，对于腰椎间盘突出症患者来说，是很适用的治疗措施。不论疼痛局部的熏洗，还是从改变体质着手的全身保健熏洗，都有很好的效果，希望广大的腰椎间盘突出症患者着手试它一试。

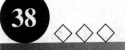

如何用艾灸疗法治疗寒湿型腰椎间盘突出症？

艾灸治疗腰椎间盘突出症也有很好的疗效，可散寒除湿，疏通经络，调理肾气。临床以取足太阳膀胱经，督脉经穴为主。根据证候虚实，施以补泻，或平补平泻。

（1）症状和体征：腰部冷痛重着、酸胀麻木，或拘急强直不能仰俯，或疼痛连及骶、臀、大腿、腘等部位，如迁延日久，则疼痛时轻时重。每逢气候骤变，阴雨风冷，疼痛增剧，局部热敷则痛减。舌苔白腻，脉沉。

（2）治则：温经通络，行气除湿。

（3）施灸穴位：肾俞，委中，夹脊，阿是穴。（图 2-64）

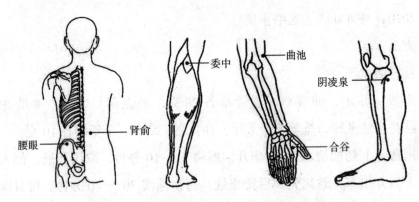

图 2-64　寒湿型腰椎间盘突出症的艾灸取穴

施灸方法：对于本型腰椎间盘突出症宜采用艾炷灸，在上述穴下涂敷大蒜汁，以黏附艾炷，选用标准大中艾炷施灸，可吹火使艾炷较快燃烧，当穴下产生强烈刺激感时即清除艾炷。一般灸 3 ～ 10 壮。

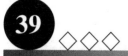

如何用艾灸疗法治疗湿热型腰椎间盘突出症？

（1）症状和体征：腰部疼痛，拘挛不适，疼痛部位伴有热感，每于热天或者腰部灼热后疼痛加剧，遇冷则疼痛减轻，口渴不欲饮，小便黄赤，有的患者可以出现午后身热，微微汗出。舌红苔黄腻，脉濡数或弦数。

（2）治则：舒筋活络，清热利湿。

（3）施灸穴位：腰眼、阴陵泉、委中、曲池、合谷。

（4）施灸方法：对于本型腰椎间盘突出症宜采用艾条灸，用泻法。点燃艾条，火头距离穴位处皮肤 2 ～ 3 厘米进行熏烤，使皮肤有较强的刺激感，火力要壮而短促，以达消散邪气之效，每穴灸 5 分钟左右。若皮肤产生小泡，任其自然吸收，但不要产生大的瘢痕，刺激以能忍受力度。

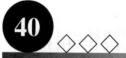

如何用艾灸疗法治疗气滞血瘀型腰椎间盘突出症？

（1）症状和体征：腰部强直酸疼拒按，以夜间为甚，疼痛部位固定不移，转侧仰俯不灵活，腘横纹常见有脉络瘀血。舌黯或有瘀斑，苔白或黄，脉弦或细涩。

（2）治则：活血祛瘀，舒筋通络。

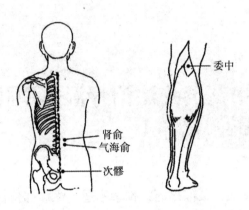

图2-65　气滞血瘀型腰椎间盘突出症的艾灸取穴

（3）施灸穴位：肾俞，委中，夹脊，气海俞，次髎，阿是穴。（图2-65）

（4）施灸方法：对于本型腰椎间盘突出症宜采用艾条灸，点燃艾条，火头距离穴位处皮肤2～3厘米进行熏烤，使皮肤有较强的刺激感，火力要壮而短促，以达消散邪气之效，每穴灸5分钟左右。若皮肤产生小泡，任其自然吸收，但不要产生大的瘢痕，刺激以能忍受力度。

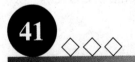

41

如何用艾灸疗法治疗肾虚型腰椎间盘突出症？

（1）症状和体征：起病多比较缓慢，腰部隐隐作痛，疼痛绵绵不已，腰膝酸软乏力，劳则更甚，卧则减轻。如果伴有神情倦怠，面色㿠白，手足不温，滑精，舌淡，脉细者，为肾阳虚；如果伴有面色潮红，口燥咽干，五心烦热，小便黄，舌红，脉数者，为肾阴虚。

（2）治则：补肾壮腰。

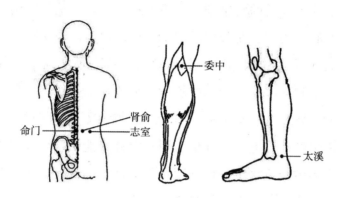

图 2-66　肾虚型腰椎间盘突出症的艾灸取穴

（3）施灸穴位：肾俞，委中，夹脊，太溪，命门，志室，阿是穴。（图 2-66）

（4）施灸方法：对于本型腰椎间盘突出症宜采用艾炷隔附子饼灸，在上述穴位上放一厚 4 毫米的附子饼片，中间穿数个孔，放艾炷进行灸治，使患者有温热感，每穴灸 3 ~ 10 壮，10 次为一疗程。

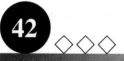

42

我发明的海德无烟聚能灸及在腰椎间盘突出症中的应用意义

艾灸是火与药的完美结合，是祖先留给我们防病治病的一笔重要的文化遗产。在古代，艾灸在预防和治疗疾病方面可谓"功不可没"，是我国最古老的外治疗法之一。追根溯源，从古书中我们了解到古人对艾灸治病的重视。如《医学入门》讲："药之不及，针之不到，必须灸之。"《黄帝内经》记载："针所不为，灸之所宜。"《孟子》云："七年之病，当求三年之艾。"在中医药事业不断繁荣与辉煌的今天，艾灸也以其蓬勃的"力量"不断为人类的健康助力。各种新式艾灸疗法如同雨后春笋般涌现，市场上的艾灸条、艾灸器具层出不穷，但治疗效果如何？怎样合理的运用艾灸？艾灸的烟雾问题如何解决？这些现实问题摆在我们面前，似乎寻求不到解决这些问题的答案。但我给了一个完美的答案——海德聚能灸。该灸法是我根据30多年临床经验，不断博极医源，承古拓新，在传统灸法的基础上创造性地发明了海德聚能灸。海德聚能灸的问世，不仅是千年传统灸法革命性的变革与突破，而且在临床以其独特的方式、极佳的疗效，为广大患者带来了福音。海德聚能灸一改以往手持艾条艾灸几个穴位治疗腰椎间盘突出症的治疗方式，在传统艾灸的基础上，取其精华，去其繁琐的操作步骤，进行了极大的创新。海德聚能灸直接将艾灸盒放置于腰痛局部，直达病所，此方法既节省了手持艾条的人力，也减少了烟雾的排放，最重要的是治疗腰椎间盘突出症的临床疗效提升了不止十倍。海德聚能灸的发明带给医者的是治病的新思路、新方法，带给患者的是痛苦的减轻、满意的疗效。

（1）海德无烟聚能灸的特点

①新型灸盒，燃烧率高，升温迅速：王海泉教授为其灸法而设计的一系列新型专利艾灸盒，具有4项发明专利，其最大的特点在于借助喷枪从艾灸盒下端点燃艾绒，艾绒燃烧面朝下，不仅提高艾绒燃烧率，而且能快速提升患者表皮温度。

②辨证论治，灸药并用：海德聚能灸配有6种不同中药配方，根据不同的病症，选用不同的中药灸疗方，制定个体化的灸药结合治疗方案。

③热量聚集，渗透力强：海德聚能灸独特的设计及施灸操作，使热量更多地聚集于患处，温度向内向下渗透，迅速达到最佳温度，更有利于提高药物的经皮吸收率，增强疗效。

④多重高效，适用广泛：在施灸的部位上除外敷辨证选取的中药，还铺有加温后的姜泥，因此该灸法兼具隔药灸和隔姜灸的双重作用。海德聚能灸适用于督脉、任脉、腹部、膝盖、肩部、颈椎、腰椎、乳腺等全身几乎所有部位。

⑤低碳环保，绿色无烟：由于凝气聚能的设计，运用特制的艾灸盒配合隔烟措施，可以减少传统艾灸疗法 90% 以上的艾烟粉尘污染，减少了对医者和患者的黏膜刺激，治疗室中只闻艾香不见艾烟，极大地提高了患者的依从性。

⑥控时省力，清理方便：该方法不掉艾灰，不漏明火，更加安全省工，便于清理，20 克艾绒可以做 60 分钟督脉灸。海德聚能灸改变了传统的一对一的施灸模式，发展为一对多的施灸模式，节约了人力，提高了灸疗的效率。

（2）海德无烟聚能灸 6 个常用隔药灸处方主治

①海德养生一号方：活血祛瘀，通经止痛

用于：颈腰椎病、强脊、关节炎、带状疱疹等瘀血类疾病。

②海德养生二号方：健脾祛湿，化痰去积

用于：脾虚湿盛证的糖尿病、肥胖症、高血脂、高血压等。

③海德养生三号方：补气固元，健脾养胃

用于：老年体质虚弱性疾病，肿瘤放化疗后的不良反应。

④海德养生四号方：暖宫助妊，温经散寒

用于：宫寒类疾病、痛经、不孕等。

⑤海德养生五号方：补肾壮阳，健骨生髓

用于：肾阳虚衰证的阳痿早泄、男性不育、骨质疏松症等。

⑥海德养生六号方：补肺益气，定喘固卫

用于：肺气虚损证的哮喘、支气管炎、肺癌等。

（3）应用海德无烟聚能灸的操作要点

①纱布的选择与大小

纱布选择以渗透性强、结实为宜。大小根据灸盒型号的不同裁剪。

②艾绒的压置

凹槽内艾绒应压置紧实、均匀，高度与艾灸盒内凹槽上缘齐平。

③姜的选择与制作

选择生姜、老姜。清洗干净后，切成块状，用打姜机制成泥状，要求姜泥细腻、易成型。

④方单及棉被的选择与使用

方单及棉被应选择干净、厚薄、大小适宜之品。

⑤点火的操作规范

在灸盒底部，用点火器从上至下点燃。注意点火时点火器的移动应呈直线且速度均匀、平稳，切忌左右晃动。督灸盒、十字灸盒的点火时间应控制在 20 秒左右，其余小盒应在 5 秒左右。

⑥施灸操作流程

准备：患者仰卧或俯卧，舒适为度，充分暴露施灸部位皮肤。

撒药：将选择好的纱布平整地放置于施灸部位，在纱布上呈线性撒置中药粉。督灸、十字灸用药量在 2 克左右，其余小盒灸在 1 克左右。根据病情程度的不同，药量有所加减。

热姜：将打好的姜泥放入微波炉，中火加热 20s，以温热为度。

铺姜：在撒好的中药粉上，铺放姜泥（去汁），长度与宽度与灸盒内置凹槽网的长宽相宜，可略宽。对于膝关节、肩关节等部位施灸，铺放好的姜泥应用细线将其与纱布一同包起，防治施灸过程中姜泥散落。

施灸：将点燃的灸盒放置于铺好的姜泥上，先用方单将其包裹固定，再用棉被覆盖，防止艾烟外泄。

（4）对初次治疗患者的医嘱规范

告诉患者：如若给艾灸温度打分数，没有温度为 0 分，温度烫时为 10 分，艾灸的最宜温度为 8 ~ 9 分，温度不够或温度过高时要及时告知医生调节温度。艾灸的时间一般为 40 ~ 60min，期间体位不宜变化，有任何问题及时告知医生。

（5）温度的把控

升温：将被子及方单铺放稍松，增加进氧量，艾绒燃烧更快，温度则升高。

降温：用毛巾将灸盒四周的进气孔垫堵住，减少进氧量，从而降低温度。若温度持续升高，则应把灸盒抬起，在纱布与皮肤之间垫小方巾。禁忌把小方巾垫到姜泥与艾灸盒之间，避免温度过高使小方巾燃烧。

（6）移除艾灸盒

依次移除被子、方单、灸盒，把姜泥用其底部纱布从上往下卷起，撤掉即可。用纸巾将残留在患者皮肤表面的姜汁及中药粉清洁干净。

（7）灸后艾灸盒的处理

艾灸盒内艾灰及时清除，待灸盒温度降至常温时，方可压置艾绒。

（8）治疗后医嘱注意事项

①灸后发汗较多，应饮温开水一杯，待汗止后，方可离去。

②灸后如果出现疲劳乏力精神不济，属正常现象，此为身体在进行休整，应停歇片刻，稍事休息。

③艾灸完毕，全身毛孔打开，易受寒凉，离开时应多加衣物，避免外出受风，影响治疗效果。

④艾灸后不可马上洗澡，应灸后隔几个小时洗澡或艾灸前洗澡。

⑤饮食上，忌食肥甘厚腻、寒凉及辛辣之品，不可饮茶、酗酒，以清淡素食为主，多食用植物蛋白。

腰围的大小如何选择？

腰围的规格应与患者体型相适应，一般上至下肋弓，下至髂嵴下，后侧不宜过分前凸，前方也不宜束扎过紧，应保持腰椎良好的生理曲度。如腰围规格不符，不仅病人佩戴后会产生不适，而且起不到其应有的作用。

我曾经运用以推拿牵引手法治疗腰椎间盘突出症 26 年的时间，但自从在腰椎间盘突出症的治疗中增加了海德无烟聚能灸以后，疗效几乎增加了一倍，原来需要治疗两周的患者现在一周就可以痊愈，原来疗效一般的重症腰突症也取得了满意的疗效，真的是"药之不及，针之不到，必须灸之"。

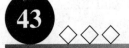

适用于寒湿型腰椎间盘突出症的药膳有哪些？

药膳作为食疗的重要的组成部分，对各种疾病都有较好的疗效。对于腰椎间盘突出症患者来说，恰当选用药膳并坚持服用可起到事半功倍的效果。下面就介绍一些适合腰椎间盘突出症患者食用的药膳，供大家选用：

方 1

胡椒根炖蛇肉

用料：胡椒根 100 克，蛇肉 250 克，黄酒、葱、姜、花椒、盐适量。

制法：将胡椒根洗净切段，蛇肉剖腹，除去内脏洗净，再切成小段。将蛇肉和胡椒根放入锅内，加黄酒、葱、姜、盐、清水适量，用武火烧沸后，转用文火炖熬至蛇肉熟透即可食用。

方 2

附子猪肚汤

用料：熟附子 10 克，猪肚 1 个。

制法：先洗净猪肚，切一个小口，将附子放入肚内，用棉线扎口后放入砂锅内煮 2 小时，加盐少许调味，饮汤食猪肚。

方 3

川乌粥

用料：制川乌头 5 克，大米 50 克，姜汁 10 滴，蜂蜜适量。

制法：将制川乌头捣碎，碾为极细的粉末。然后将大米淘净煮粥，至半熟时加入川乌末，再用文火慢煎，熟后加入姜汁、蜂蜜搅匀，稍煮一二沸即成。每日一次。

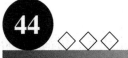

适用于湿热型腰椎间盘突出症的药膳有哪些？

方 1

防己桑枝粥

用料：防己 12 克，桑枝 30 克，薏苡仁 60 克，赤小豆 60 克。

制法：把全部用料洗净，放入瓦锅，加水适量，然后用文火煮 2 ～ 3 个小时，成粥即可。随量食用。

方 2

九香虫炒丝瓜

用料：九香虫 60 克，鲜嫩丝瓜 250 克，花椒粉少许，米酒少许。

制法：将九香虫洗净，丝瓜刮去青皮，切块。起油锅，下九香虫炒熟，先后放入花椒粉、米酒、丝瓜，至丝瓜炒熟为度，调味即可，随量食用。

45 ◇◇◇
适用于气滞血瘀型腰椎间盘突出症的药膳有哪些?

方 1

人参鸡火锅

用料：人参 20 克，母鸡肉 1500 克，水发海参、牛环喉、猪油各 200 克，猪瘦肉、猪舌头、胡萝卜、莴笋各 150 克，豌豆苗尖、醪糟汁各 100 克，料酒 50 毫升，花椒 10 克，酱油 15 毫升，精盐、冰糖、葱各 15 克，味精 5 克，姜 20 克，胡椒粉 3 克，鲜汤 2500 毫升。

制法：人参洗净，水煮后捞出切片，再煮 15 分钟，捞出放碗中仍以原汤泡好；将母鸡肉和猪肉猪舌头洗净，挤干水分，剁成块，入锅汆一下；海参切成片水泡；牛喉撕切成约 8 厘米长的条；胡萝卜、莴笋切成片。下猪油烧至五成热，先放姜、葱、花椒炸香，继下鸡块、盐、酱油、料酒、醪糟汁、冰糖，加鲜汤烧开，放胡椒粉、味精，烧沸 10 分钟，便可。可用香油、蒜泥、醋、盐拌味，蘸食并饮汤，也可以佐餐食用。可以日常食用。

方 2

陈皮当归烧肉

用料：陈皮 3 克，当归 6 克，瘦猪肉 200 克。

制法：陈皮、当归焙脆研末炒猪肉片，适量清水烧熟。熟时放陈皮、当归末及食盐并搅匀。食肉及汤，也可佐餐食用。可以经常食用。

方 3

田七鸡

用料：田七 10 克、鸡肉 250 克、精盐适量。

制法：田七（打碎），与鸡肉一起加水适量，隔水蒸炖 2 小时，加盐少许即可。饮汤食肉，每日一剂，分两次服用。可以经常食用。

方 4

丹参去痛酒

用料：丹参 30 克，玄胡索 30 克，牛膝 15 克，路路通 10 克，白酒 500 克。

制法：将生丹参、玄胡索，牛膝，路路通倒入瓶中，用白酒浸泡加盖，密封约半个月。每隔三天，用力摇动药酒瓶一次，每次约摇三分钟。每日饮服三次，每次 1 至 2 匙。

46

适用于肾虚型腰椎间盘突出症的药膳有哪些？

方 1

三七鸡

用料：乌骨雄鸡（500 克）一只，三七 5 克。

制法：将乌骨雄鸡宰杀，除毛去内脏，洗净，将三七切片，放入鸡腹内，加入少量黄酒，放入盐中，隔水清炖，待至鸡肉烂熟即成。临食时用酱油蘸服。

方 2

参蒸鳝段

用料：黄鳝 500 克，党参 10 克，当归 5 克，熟火腿肉 250 克，黄酒 30 克，胡椒粉 2 克，葱 30 克，姜 10 克，味精 2 克，盐 10 克，清鸡汤适量。

制法：将黄鳝剖腹去内脏，洗净，剁去头尾，再切成小段。熟火腿肉切成大片。锅内放清水和一半的葱、姜、黄酒，水沸后，把鳝鱼段放入沸水锅烫一下捞出，再放入小盆中，上面放火腿肉片、党参、当归、葱、姜、黄酒、胡椒粉、盐、清鸡汤，盖好，封严盖口，放入蒸笼蒸约一小时，启封后再加味精即成。

方 3

羊肉煲杜仲

用料：羊肉 500 克，杜仲 30 克，白萝卜 1 只，生姜适量。

制法：先将羊肉与白萝卜同煮去膻气，然后加杜仲、生姜同煲烂，盐调味，分次服之。

方 4

羊肾黑豆杜仲汤

用料：羊肾 1 对，黑豆 60 克，杜仲 10 克，生姜 9 克，小茴香 3 克。

制法：将羊肾去脂膜，洗净。先煮黑豆、杜仲、生姜、小茴香，后下羊肾（切片）。待肾熟之后，饮汤，食羊肾和黑豆。

方 5

杜仲龟肉汤

用料：杜仲 10 ～ 15 克，龟肉 100 克。

制法：先水煎杜仲，煎好之后取药液，用杜仲的药液煮龟肉，熟后饮汤。

方 6

火腿烧鸽蛋

用料：鸽蛋 10 个，火腿 50 克，鸡汤 60 毫升，花生油、味精、料酒、香菜、葱丝、生姜末、水淀粉各适量。

制法：将鸽蛋煮熟去壳，放入少许酱油，放热油锅中煎炸，将火腿切成长条状，稍煮取出，再加鸽蛋、火腿、料酒、葱丝、生姜末适量，略炒；加入鸡汤，将汤烧至将干，用水淀粉勾芡，加味精，放入香菜即可。可以经常食用。

腰椎间盘突出症的临床表现复杂多样，按照中医的辨证有寒、热、虚、实的不同，选择食物也应该辨证。若腰椎间盘突出症辨证属热者，宜多食清热通络之品，如绿豆、西瓜、丝瓜、梨、芹菜、豆腐制品等；若腰椎间盘突出症辨证属寒湿者，宜多食祛湿散寒之品，如牛肉，牛骨髓，羊肉，狗肉，蛇类，酒制品等；若腰椎间盘突出症辨证属肾虚者，宜多食补肾填精之品，如鸡，鸭，鳖，乌龟，核桃，芝麻，桂圆，蜂王浆之品等。

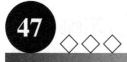

腰椎间盘突出症患者急性期适用哪些运动疗法?

　　运动犹如阳光，早在两千五百多年前，医学之父、古希腊名医希波克拉底就讲过："阳光、空气、水和运动，是生命和健康的源泉。"这句话被作为至理名言，传了两千五百年之久。他把运动摆在和阳光、空气、水同样的位置，充分说明了运动的重要性。对于腰椎间盘突出症患者来说，运动也是必不可少的。

　　腰椎间盘就是腰椎之间的软骨垫，腰椎的正常运动离不开完好的椎间盘。但椎间盘和人体的其他组织一样，发育得有好有坏，也就是遗传的问题。这就解释了"为什么我们干一样的工作，我得了椎间盘突出，他却没有"的问题。说到这里，别去怨父母，说不定你的孩子也是一样的，孩子怨你你有办法吗？好在先天不足，可以后天来补。腰椎的正常运动也有赖于周围肌肉、韧带、肌腱、筋膜的正常运转，如果这些软组织功能减弱，也会加重椎间盘的负担而造成损伤。反之，加强了这些软组织的功能，就可以减轻腰椎间盘的负担。因此，如果平时能注意锻炼提高软组织运动功能，就可以避免腰椎间盘突出症的发病。

　　通常我们对腰椎间盘突出患者急性期的运动要求是尽量卧床休息为

主，减少运动。尤其是剧烈、腰部活动幅度较大的运动，甚至是日常生活中如弯腰穿鞋、洗脸、转身等一些需要腰部用力或者活动幅度较大的动作都应该尽量避免或者减少。

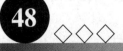

腰椎间盘突出症患者缓解期适用哪些运动疗法？

缓解期的患者基本上已经解除了急性症状，生活可以自理，而且由于急性期长期卧床休息，机体的气血循行有一定的影响，这时候我们建议患者适量运动。在力所能及范围内的适度运动，可以增强体质，促进局部气血流通，增加腰椎的灵活度，促进椎间盘的血液供应，为开始正常的生活做好适应性训练，这一时期的患者适合的运动方式有：

（1）倒行：也称为倒着走，就是连续向后退着走路。这种方法可以加强腰背肌群力量，增强腰椎的稳定性及灵活性，矫正腰椎生理曲度变直或后突，在退着走时腰部肌肉有节奏地收缩和舒张，可使腰部血液循环得以较好的改善，有助于腰部组织新陈代谢，在一定程度上起到很好的治疗作用。倒着走动作简单，容易掌握，尤其适合中老年人，运动量可根据各人的年龄和体质灵活掌握，一般每次运动后要休息一下。行走的同时可用双掌按摩腰眼处或摆动双臂。锻炼时应选择平坦、安全的场地，应尽力挺胸并尽可能后抬大腿。（图2-67）

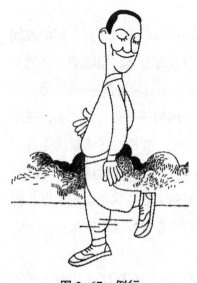

图2-67 倒行

（2）船形运动：早晨起床前或晚上睡觉前，俯卧在床上，两手交叉放在腰上，双下肢有节奏地用力向后抬起、放下，同时挺胸抬头，重复30～50次。可有效增加腰部伸肌群的肌力，加强对腰椎的保护作用。（图2-68）

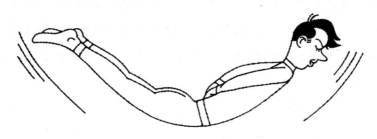

图 2-68　船形运动

（3）踢腿运动：适合疾病初愈以及办公室工作或学生课间，双手叉腰或一手扶物，双下肢有节奏地交替尽力前踢后伸，连续30～50次。（图2-69）

（4）散步：唐代著名医家孙思邈曾经说过这样一段话："行三里二里，及三百二百步为佳，令人能饮食无百病。"这说明在很久以前我国人民就已经把散步作为一种健身的方法了。俗话说："饭后百步走，活到九十九。"虽有些夸大其词，但说明了散步对健康确实有很大

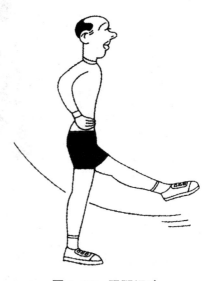

图 2-69　踢腿运动

的益处。因为散步具有简便易行有效的特点，所以对于腰椎间盘突出症患者来说，散步可以说是一种再好不过的锻炼方法了。长期坚持轻快的有节律的散步，可以使血液循环加强，血管的容量扩大。散步还可以锻炼腰臀部及下肢的肌肉力量，增强四肢与躯干运动的协调性，保持腰椎的生理曲度。那么选择什么样的散步方式最好呢？这也很有讲究。不同体质的腰椎

间盘突出症患者要选择不同的散步方式，一般来说，腰椎间盘突出症患者最好采用慢速（每分钟 60 ～ 70 步）或中速（每分钟 80 ～ 90 步）摆臂散步（即步行时两臂用力向前后摆动），每次半小时到 1 小时。一般刚开始时可从 500 米、1000 米、1500 米的距离中任选一种，以自我感觉良好而定。散步最好选择在户外空气新鲜的地方进行，在散步时，切忌匆忙，步履应该放轻松，从容和缓，状如闲庭信步，这样周身的气血才能调达平和、百脉才会通畅。此外散步还须注意循序渐进，量力而为，做到形劳而不倦，否则过劳耗气伤形，也就达不到散步的目的了。（图 2-70）

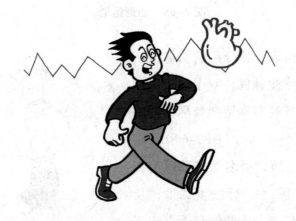

图 2-70　散步

对于缓解期和恢复期的患者来说，腰椎间盘突出症已经对其日常生活基本上没有较大的影响，在没有腰部负重和用力以及过度劳损的情况下，完全可以和正常人一样工作学习和生活。但是，没有影响并不是说就可以忽略影响，在这些患者的日常生活中，仍然需要时刻小心，排除引发腰椎间盘突出症的因素，适度锻炼。

49

◇◇◇

游泳对预防腰椎间盘突出症发作有好处吗？

游泳对预防腰椎间盘突出症、治疗腰肌劳损、缓解腰痛有着很好的作用。水的浮力可使椎间盘的压力明显减小，在水中运动时受到水的阻力，动作变得缓慢，关节和肌肉不会受到强制性的牵拉，但需要相当强的肌肉力量。因此，每个细小的动作都可以锻炼肌肉，使肌力逐渐增强。游泳的运动量与运动强度可大可小，速度可快可慢，游泳的距离也要循序渐进。患者应按照自己的身体情况适当进行选择。一般来说，老年患者游泳不能过于频繁，每次游泳应以一小时为限，20 ～ 40 岁的人每次不要超过2 小时，儿童只要半小时就足够了。另外，游泳运动和陆地运动不同，能量消耗很大，若入水前没有做好准备活动，生理上准备不足，一时适应不了水中环境或是游泳时间过长，很容易出现一些危险的情况，比如头痛、头晕、脑胀、抽筋、腹痛腹胀、恶心呕吐等。为避免这种情况发生，笔者建议空腹和饭后都不宜游泳，在游泳的过程中一旦出现危险情况要及时上岸。老年患者去游泳时，最好在家人的陪同下进行，以免发生意外。（图 2-71）

腰椎间盘突出症患者，只要有毅力、持之以恒进行游泳锻炼，就一定能够达到强身健体的目的。

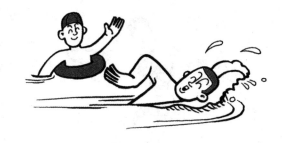

图 2-71　游泳

50 ◇◇◇◇ 跑步对预防腰椎间盘突出症发作有什么意义?

　　陆地上最好的运动要属跑步了，谁都可以参加，在哪里都能进行，不需要专门的技术，可根据自己的实际情况决定运动量，不需要花钱，所以有计划地安排一定的时间跑步锻炼，对身体健康大有益处。跑步运动与游泳一样是一种全身运动，能起到提高心肺功能，防止肥胖，强化肌肉力量的作用。跑步同散步一样，也要根据自己的实际情况选用不同的方式。体质较差、病情稍重的腰椎间盘突出症患者，开始可采取慢跑和散步的结合的办法。如觉得累，可多走少跑；如跑后身轻舒适，可多跑少走，逐渐增加跑的距离，慢慢过渡。原来有一定锻炼基础或体质较好病情较轻的患者，可以一开始就进行跑步锻炼。跑步时还可与同伴边跑边聊天，跑步行将结束时，要逐渐减慢速度，使生理活动慢慢和缓下来，不可突然停止，因为经过较长时间的跑步之后，人体内的血液循环加快，如果马上静止不动，四肢的血液不能很快循环到脑和心脏，结果心脏和大脑就会出现暂时性缺氧，引起头晕、恶心或呕吐。因此，跑步后一定要做好整理活动。如出汗较多，应及时擦汗，穿好衣服，避免感冒。（图2-72）

　　跑步是一剂神奇的良药。如果你想尽快摆脱腰椎间盘突出症的困扰，那就抓紧时间行动吧!

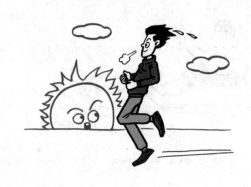

图 2-72　跑步

51

日常生活中还有哪些对预防腰椎间盘
突出症有效的运动？

（1）跳绳：有着和跑步一样的效果，跳跃的动作可以强化肌肉力量，增强运动的协调感和平衡能力。只是由于跳绳活动比较单调，一般不能坚持太长时间，可以通过改变跳绳的方式来增加兴趣、延长运动的时间，如向后跳、交叉跳、双重跳、跑跳、多人跳等。（图 2-73）

（2）跳交谊舞：交谊舞不失为一种既文雅、又潇洒的锻炼方法，在工作了一天之后，在音乐声中放松身心，跳上一曲，可以增强腰腿部的肌肉力量，协调腰部与腹部的紧张关系。（图 2-74）

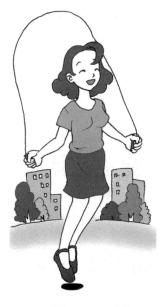

图 2-73　跳绳

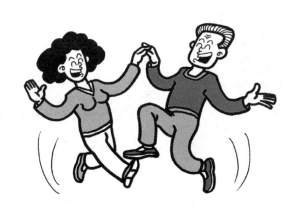

图 2-74　跳交谊舞

（3）爬楼梯：现在的高层住宅和办公楼越来越多，电梯几乎成了上下楼的唯一途径，商场内的滚梯也似乎是逛商场必须走的地方。很多年轻人把天天爬楼梯视为一种体力负担，有时宁愿多等上几分钟也要坐电梯。诚然，爬楼梯是会带来一定的体力消耗。然而，从健康的角度来说，爬楼梯却是一件好事。因为，上下楼梯也可以起到增强肌肉力量的作用，

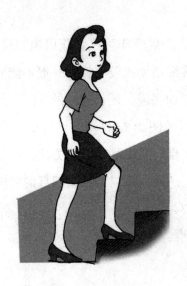

尤其是下楼梯时重心后倾，腰部肌肉收缩舒张，对腰椎生理曲度的保护有很大的作用。一个住在六楼的人，如果坐电梯上下楼，加上等的时间约需要一分钟左右。爬楼梯上下可能要多用点时间，却无形中得到了锻炼，何乐而不为呢？现代化的工具能给人带来方便舒适，同时也会带来人体功能的退变。有人推算过，平均每爬一层楼梯，就会增寿 10 秒，由此可见其中的科学道理。（图 2-75）

图 2-75　爬楼梯

52

医疗体操对腰椎间盘突出症患者有什么意义？

医疗体操是利用机体自身各种机能，结合体育活动和自然因素来治疗疾病和创伤，促进机体康复、恢复劳动力和日常生活能力的医疗活动。医疗体操的最大优点就是患者自我积极主动地参与治疗过程。笔者在医疗实践中通过研究腰椎间盘突出症的发病规律，针对现代人运动减少的

特点而创编了一套医疗康复体操，通过锻炼增强腰背部肌群的张力，可有效治疗腰椎间盘突出症，促进腰椎的功能恢复，并预防复发。

飞燕点水式背伸肌锻炼：

病人俯卧位，使腹部着床，四肢、头部抬起像飞燕一样。锻炼目的同拱桥式。

医疗体操在腰椎间盘突出症急性期主要采用适应性牵拉活动和放松活动来解除腰部肌肉痉挛，改善血液循环，促进炎症消除和防止神经根粘连，后期可进行增加腰背肌力量和改善腰腿功能的锻炼，以矫正腰部不良姿态，增加腰椎的稳定性，预防腰椎间盘突出症的复发。对于病程较长、患侧下肢有肌肉萎缩或肌力下降、腰背肌力量有减弱或两侧不平衡的患者，可通过医疗体操改善这些状态。具体锻炼方法如下：

（1）床上运动

第一节：伸腿运动。仰卧位，双下肢交替屈膝上抬，尽量贴近下腹部，重复 10 ～ 20 次。（图 2-76）

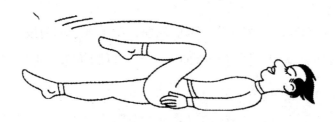

图 2-76 伸腿运动

第二节：挺腰运动。仰卧位，屈双膝，两手握拳，屈双手置于体侧，腰臀部尽量上抬，挺胸，缓慢进行 10 ～ 20 次。

第三节：后伸运动。俯卧位，两臂及两腿自然伸直，双下肢交替向上尽力抬起，各重复 10 ～ 20 次。（图 2-77）

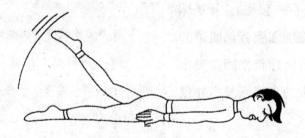

图 2-77　后伸运动

第四节：船形运动。俯卧位，两肘屈曲，两手交叉置于腰后，双下肢有节奏地用力向后抬起、放下，同时挺胸抬头，重复 10～20 次。（图 2-78）

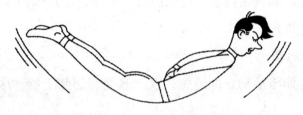

图 2-78　船形运动

第五节：俯卧撑。俯卧位，两肘屈曲，两手置于胸前按床，两腿自然伸直，两肘伸直撑起，同时全身向上抬起，挺胸抬头，重复 10～20 次。（图 2-79）

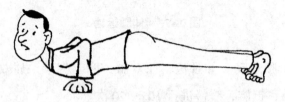

图 2-79　俯卧撑

（2）直立位运动：

第一节：踮脚运动。直立位，双脚并拢，脚跟有节奏地抬离地面，然

后放下，如此交替进行，持续 1 ～ 2 分钟。（图 2-80）

第二节：踢腿运动。双手叉腰或一手扶物，双下肢有节奏地交替尽力向前踢，后伸。各持续 10 ～ 20 次。（图 2-81）

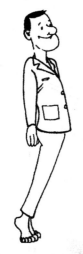

图 2-80　踮脚运动

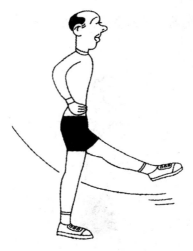

图 2-81　踢腿运动

第三节：伸展运动。双手扶物，双下肢交替后伸，脚尖着地，尽力向后伸展腰部。各持续 10 ～ 20 次。（图 2-82）

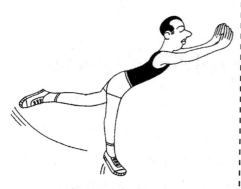

图 2-82　伸展运动

体育运动如何避免腰椎间盘突出症

①要有充分的准备活动。

②合理安排腰部运动量，运动量应由小到大，循序渐进，运动中有一定时间的间歇。

③注意运动姿势。尤其应注意的是体育运动中的腰部状态，应尽力保持其自然体位。

④在腰部负荷较大的体育运动中，应加强腰部保护措施。

⑤腰部损伤应及时、正确治疗。

第四节：转腰运动。自然站立位，两脚分开与肩同同宽，双上肢肘关节屈曲平伸，借双上肢有节奏地左右运动，带动腰部转动。持续 1 ~ 2 分钟。（图 2-83）

第五节：悬挂运动。两手抓住单杠或门框，两脚悬空，腰部放松或作收腹、挺腹运动，尽力坚持，但不要勉强。（图 2-84）

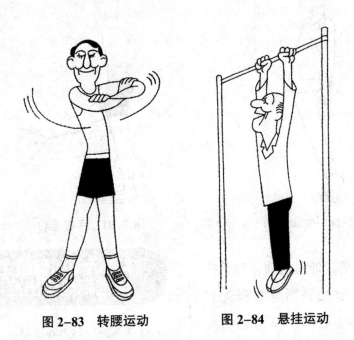

图 2-83 转腰运动　　　　图 2-84 悬挂运动

53

腰椎间盘突出症患者如何练习八段锦？

八段锦在我国已有八百多年的历史，据考证是南宋初年无名氏所创编。现代研究证实，八段锦能锻炼腰部肌肉的柔韧性和灵活性，加强腰背部的血液循环，对于治疗腰椎间盘突出症，是一种较为有效的运动方法。八段锦共八节，运动量稍小于简化太极拳，姿势共有立、屈、马步三式，主要是上肢、头颈、躯干的运动，一般每节动作练习 8 ～ 16 次。下面就给广大患者朋友们简单介绍以下八段锦的练习方法：

（1）双手托天理三焦（图 2-85）

预备姿势：立正，两臂自然下垂，眼看前方。动作：两臂慢慢自左右侧向上高举过头，十指交叉翻掌，掌心向上，两足跟提起，离地 1 寸；两肘用力挺直，两掌用力上托，两足跟再尽量上提，维持这种姿势片刻；两手十指分开，两臂从左右两侧慢慢降下，两足跟仍提起；两足跟轻轻落地，还原到预备姿势。

（2）左右开弓似射雕（图 2-86）

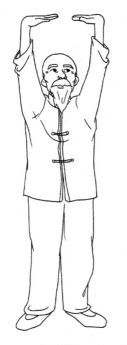
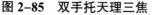
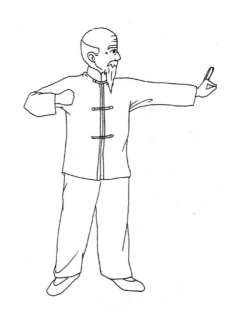

图 2-85　双手托天理三焦　　　　图 2-86　左右开弓似射雕

预备姿势：左开弓立正，两脚脚尖并拢。动作：左脚向左踏出一步，两腿弯曲成骑马势，上身挺直，两臂于胸前十字交叉，右臂在外，左臂在内，手指张开，头向左转，眼看右手；左手握拳，食指向上翘起，拇指伸直与食指成八字撑开，左手慢慢向左推出，左臂伸直，同时右手握拳，屈臂用力向右平拉，做拉弓状，肘尖向右侧挺，两眼注视左手食指；左拳五指张开，从左侧收回列胸前，同时右拳五指张开，从右侧收回到胸前，两臂十字交叉，左臂在外，右臂在内，头向右转，眼看左手，做右开弓后恢复到立正姿势。

（3）调理脾胃举单手（图2-87）

站直，双臂屈于胸前，掌心向上，指尖相对。先举左手翻掌上托，而右手翻掌向下压，上托下压吸气而还原时则呼气。左右上下换做8次。

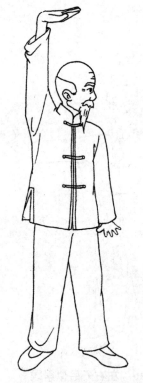 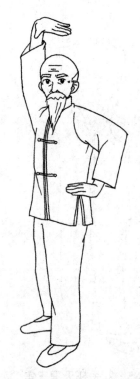

图2-87　调理脾胃举单手　　　　图2-88　五劳七伤往后瞧

（4）五劳七伤往后瞧（图2-88）

自然站立，两臂自然下垂。慢慢向右转头，眼看后方，复原，成直立姿势；再慢慢向左转，眼看后方，复原。

（5）摇头摆尾去心火（图 2-89）

两腿开立，比肩略宽，屈膝成马步，双手扶膝上，虎口对着身体，上体正直；头及上体前俯、深屈，随即向左侧做弧形摆动，同时臂向右摆，再复原成预备姿势；头及身体前俯，深屈，随即向右侧做弧形摆动，同时臂向左摆，复原成预备姿势。

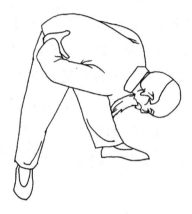

图 2-89　摇头摆尾去心火

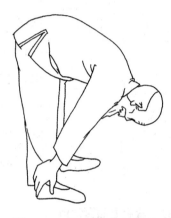

图 2-90　两手攀足固肾腰

（6）两手攀足固肾腰（图 2-90）

立正，身体慢慢向前深屈，膝保持挺直，同时两臂垂下，两手触摸足趾或足踝，头略抬起。复原后，两手放在背后，以手掌抵住腰部，上体慢慢向后仰。

（7）攒拳怒目增气力（图 2-91）

两腿开立，屈膝成骑马势，两手握拳放在腰旁，拳心向上。左拳向前方缓缓用力击出，臂随而伸直，同时右拳用力紧握，右肘向后挺，两眼睁大，向前虎视。复原后，向相反方向重复上述动作。

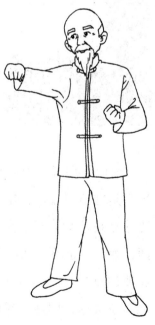

图 2-91　攒拳怒目增气力

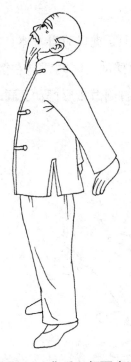

图 2-92 背后七颠百病消

（8）背后七颠百病消（图2-92）

两腿并拢，立正站好。两足跟提起，前脚掌支撑身体，依然保持直立姿势，头用力上顶。足跟着地，复原为立正姿势。

练习八段锦要根据自己的体力条件，选择适当的运动量。以上的八节动作类似于现代的体操，操作简单，易学易练。同打太极拳一样，在做动作时也要结合意念活动，想着动作的要求而自然引出动作来，并注意配合呼吸。另外患者朋友们还要牢记：练习八段锦防治腰椎间盘突出症不是一朝一夕就能奏效的，贵在坚持，坚持的时间越长，疗效就越好。

54

腰椎间盘突出症患者进行运动疗法的注意事项有哪些？

前面介绍了多种腰椎间盘突出症患者可以酌情选择进行的运动，这里只是抛砖引玉。其实，还有很多适合的运动。当然，无论哪种运动都要建立在适合自己实际情况的基础上，运动要有计划，不要三天打鱼，两天晒网，也不要运动量过大，过于疲劳以致影响第二天的工作。同时，还要注意，对不适合于腰椎间盘突出症患者锻炼的运动项目不要去练，如高尔夫球、网球、棒球、保龄球等都是偏用一侧肌肉，容易使左右肌肉失去平衡、使椎间盘承受扭转力的运动。因此，对刚刚痊愈的腰椎间盘突出症患者不太适合。对抗类的球类运动，如足球、篮球、羽毛球、乒乓球等，因运动过程中腰椎的活动范围较大，许多动作很难预料，对腰椎的损伤无法预防，因此也不适合腰椎间盘突出症的患者。如欲参加，应在腰椎痊愈后已经进行了 1 年以上的适应性锻炼无异常后，再去试试，但思想上应有充分的准备。好了，让我们行动起来，早日赶走腰椎间盘突出症的困扰吧！

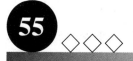

日常生活中如何预防腰椎间盘突出症？

　　二十一世纪已经进入了预防医学的时代。今天，人们对曾经一度忽视了的生命价值观又给予了更大的关注。"防病胜于治病"的思想已经得到了普遍认可。正如两千多年前中医学的经典医籍《黄帝内经》所记载的："夫病已成而后药之，乱已成而后治之，譬犹渴而穿井，斗而铸锥，不亦晚乎！"当你失去了健康的身体的时候，再多的钱对您来说又有什么意义呢？目前，还有很多患者对腰椎间盘突出症的危害性缺乏足够的认识，加之有些患者的病情时轻时重，经过短暂的休息可以自行缓解，所以往往不被患者所重视，以致错过了早期预防治疗的良机，造成病情加重甚至缠绵难愈。因此，腰椎间盘突出症的预防是十分必要的。那么怎样做才能有效地预防腰椎间盘突出症的发生呢？下面就根据人们年龄、职业的不同分别给广大患者朋友们介绍以下腰椎间盘突出症的预防措施：

　　日常生活中有些习惯动作往往不被人注意，有时稍有疏忽就可引起腰扭伤，或腰椎间盘突出症复发。所以，一旦患了腰椎间盘突出症，在日常生活中，如洗漱、洗衣服、干家务活等就应该养成良好的习惯保护腰椎，避免腰椎间盘突出症的发生。

　　洗漱时正确的姿势应是膝部微屈下蹲，然后再向前弯腰，这样可以在很大程度上减小腰椎间盘所承受的压力。另外，洗脸盆的位置不要放得太低，以免腰椎过度前屈而加重腰部负担。洗澡时卫生间的温度不能太低，地面应用防滑设计，避免滑倒摔伤。水温可稍高一点，有条件的话，洗蒸气浴可促进全身血液循环，促进肌肉、皮肤的新陈代谢，但急性期禁用。

　　洗衣服时盆的位置不要太低，以防腰部过度前屈，洗完后不要立即直腰，应稍微活动一下再直腰，防止腰扭伤。晒衣绳不要太高，以防晒衣服时腰部过度后伸。洗衣服时，最好预备几个盆替换着用，不要弯着腰来回拿衣服、端水，防止腰扭伤，诱发腰椎间盘突出。

　　在厨房干活时，如果厨房用具不合理应适当调整，否则腰部过度前屈或后伸动作都易引起腰扭伤而诱发腰椎间盘突出症。灶台、洗碗池、案板的高度以操作时稍稍弯腰较合适。厨房内注意通风，但要避免吹过堂风，使腰部受凉。有慢性鼻炎的患者受到刺激时，容易打喷嚏造成腰椎间盘突出，平时应注意避免油烟及有害气体的刺激，咳嗽、打喷嚏时最好采取直腰、挺胸、手扶腰部的姿势，这样可以保护腰椎，预防引起腰椎间盘突出。（图2-93）

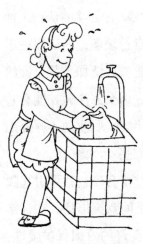

图2-93　家务劳动

　　座位高低大小应合适，不要坐小板凳、低沙发，座位的高度应以大腿与上身的角度大于90度为宜。座位一定要牢固，不能晃荡，曾有椅子腿突然断裂摔伤致腰椎间盘突出症的例子。正确坐姿应直腰、含胸、拔背，靠背下方最好放一软垫，可帮助保持腰椎的生理曲度。

　　此外，日常生活中容易发生腰椎间盘突出症的家务活劳动，还有早晨起床叠被子、搬花盆、拉窗帘、泼水等，应多加注意。

56

◇◇◇◇

办公室工作人员如何预防腰椎间盘突出症？

办公室工作人员的特点就是坐着的时间长，有些人一上班就坐着一直到下班，很少活动。以致腰椎长期处于后突状态，腰椎后部的肌肉、韧带处于牵拉状态，腰椎后关节及椎间盘受力不平衡，易造成腰肌劳损，腰椎增生，进而椎间盘突出。所以，办公室工作人员常常是腰椎间盘突出症的易发人群。那么他们怎样才能预防腰椎间盘突出症呢？（图2-94）

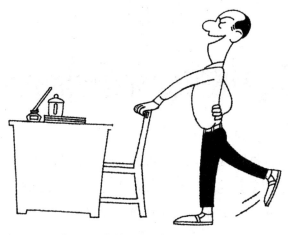

图 2-94 办公室运动

首先要选择合适的桌椅，桌椅不要求多么高档，但一定要适合自己的身体和工作习惯，椅子相对要低一点，桌子高一点，椅子避免用有滑轮的转椅，因为坐在转椅上伏案工作，腰部要付出一定的力量来维持椅子的稳定，更易引起疲劳。最好选择带靠背且靠背下面有突起的座椅，使腰椎保持前屈体位。椅子离桌子距离要近，脚下可以放1张垫脚的矮凳，这样能缓解久坐的疲劳。正确的坐姿应该是直腰含胸，避免躬腰伏在桌子上。

其次是要注意工作节奏，伏案工作 1 小时左右就应该起来活动活动，可走一走，也可做做直立位体操，让腰部肌肉收缩舒张，锻炼腰背肌的力量，增强对腰椎的保护。

很多办公室都有空调，空调可使工作环境凉爽，也可以使腰部受凉，尤其是有慢性腰痛或有过腰椎间盘突出症的人，更应该注意。最容易受凉的时候是开着空调睡觉，第二早起床后腰痛就会加重。

另外，应避免睡很软的床垫，以睡硬板床最好。业余时间应适当抽出一定的时间参加体育锻炼，防患于未然，杜绝"单位—家"、"家—单位"的两点一线的单调生活方式，让自己的生活丰富多彩、健康向上。

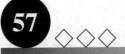

57 司机如何预防腰椎间盘突出症?

汽车司机的腰椎间盘突出症发病率较高，这是由于腰椎长时间处于屈曲位及腰骶部长期受到震荡所致。前面已经讲过，腰椎在正常状态下有一向前凸的生理曲度，正是由于这个生理曲度的存在，腰椎才能活动自如，腰椎间隙前宽后窄，椎间盘不容易发生移位。如果腰椎屈曲位时间过长，腰椎间隙长期前窄后宽，椎间盘就容易向后突出，造成腰椎间盘突出症。司机怎样预防腰椎间盘突出症的发生呢?

首先，不要疲劳开车，连续开车 1 小时左右最好停车休息 5 分钟，下车活动一下腰椎和颈椎，多做一做伸腰的动作。尽量不要开快车，开快车精神高度紧张，身体容易疲劳，容易发生危险。开长途车时一定要注意出发前的充分休息，而且一般长途车要求配两位司机，以减轻压力，拒绝疲劳驾驶，

既可以减少交通意外，又可以有效的保护司机健康。（图 2-95）

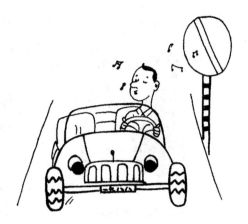

其次，要注意腰部的姿势，最好使靠背与座位的角度呈 90 度，腰后部有一约 10 厘米高靠垫，或自己备一个软垫固定在腰后部，使腰椎处于轻度前凸状态。系好安全带，减少因变速造成的身体晃动，这样，即使开车时间长点也不会感觉疲劳。

图 2-95　开车的快乐

再次，是一般车内都有空调，有的司机夏天喜欢凉一点，对有腰椎病的患者来说腰部温度调节功能差，容易受凉。因此，车内温度不宜太低，更不能开着空调睡觉。

需要钻到车底下修理汽车底盘时，下肢绷着使腰部后伸过度，时间长了容易发生腰部肌肉疲劳，因此，在修理汽车底盘时应该把腿屈起来，以减少腰部的负荷。

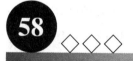

58

孕产妇如何预防腰椎间盘突出症？

孕妇随着胎儿的不断增大，腹部的重心逐渐前移，腰椎的负荷也越来越大，腰椎的生理曲度发生过度后伸，腰部的肌肉、韧带、小关节等都发生相应的变化，很容易引起腰痛，进而发生腰椎间盘突出症。

孕妇为了预防腰痛和腰椎间盘突出，首先应该注意休息，充分的休息可以减轻腰椎的负荷。卧床时可屈曲双腿，膝下放一枕头，不要直接伸直

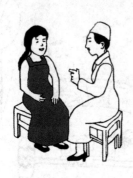

图 2-96 孕妇保健

双腿，避免对腹肌的过分牵拉。其次，随着腹部的增大，应该逐步减少腰部的活动幅度，避免过度的活动。如果体质允许的话可以适度进行一些孕妇预防腰痛的体操。（图 2-96）

孕妇在胎儿较大时，发生腰痛是正常现象，但如果加以注意可以将腰痛带来的痛苦减到最低限度，并预防产后发生腰痛。在出现腰痛时，应避免腰骶部外用膏药、推拿、针灸、电疗等刺激，以免发生流产。孕妇在分娩时，内分泌系统会发生一定程度的改变，使连接骨盆的韧带松弛，这是为了分娩的需要产生的自然反应。但在产后一定时间内，这种内分泌的改变尚未得到调整，骨盆还处于松弛状态，腹部的肌肉也变得较松弛，这时的产妇，如果保护不好，最容易为腰椎间盘突出症的发病留下病根。针对以上原因，产后预防腰痛、腰椎间盘突出症的方法有：

（1）保暖：产妇的产后体质非常虚弱，容易受凉，尤其是怀孕期间受力较重的腰部，更容易受风寒侵袭。因此，中国传统的做法是捂月子，产后 1 个月内不出门。近几年来，舆论界有一种说法，说西方女性产后自己抱着孩子回家，接着就要上超市买东西，根本没有"月子"的说法。反过来就说中国捂月子的做法非常落后等。其实东西方人的体质差异很大，中国捂月子的做

为什么腰椎间盘突出症病人必须睡硬板床？

卧床休息尤其是卧硬板床休息，可消除负重和体重对椎间盘的压力，有利于解除腰部肌肉、韧带的收缩及痉挛，恢复腰部肌肉、韧带的原有平衡状态，突出的髓核也随之脱水、缩小，促进了神经根炎性水肿、渗出的吸收，减轻突出的髓核对神经根的压迫程度，使症状得到缓解。

法是几千年来总结出来的经验，是适合中国女性的体质的，最好照着做。许多现代的年轻女性就是因为不注意或者觉得那是老一套，在产褥期不注意保健，结果引起许多的疾病，缠绵难愈，以致影响了正常的工作和生活。

（2）休息：充分的睡眠可帮助产妇恢复体力，恢复肌肉的弹性，在照顾好孩子的同时，应尽量多睡一会儿。不要搬动较重的物体，以减少腰部受伤的机会。

（3）适当控制体重：大多数产妇产后体重都有明显的增加，这样，腰椎的负担就会加重，成为腰痛的原因。因此，产妇要适当控制好自己的体重。

（4）适当锻炼腹部及腰骶部的肌肉力量，以增强腰椎的稳定性，最好在产后 2 周左右开始锻炼。可做仰卧起坐运动和船形运动。

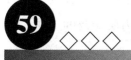

老年人如何预防腰椎间盘突出症？

人一旦进入老年，身体就会发生一系列的变化，如骨质疏松、椎间盘弹性降低、部分韧带钙化、关节骨质增生等，容易出现腰肌劳损、腰椎压缩性骨折、椎间盘病变、椎管狭窄、腰椎退行性变等急慢性腰痛病变。另外，老年人的生活有其固有的特点，为了预防腰椎间盘突出症，在日常生活中应注意以下几点：

（1）老年人的饮食应多样化，可适当增加牛奶、海产品等富含钙质的食品，补充体内钙质的丢失，减缓机体的衰老过程。

（2）老年人应经常参加适度的运动，如打太极拳、爬山、散步、游泳等，加强对关节、肌肉的锻炼，提高关节的运动功能，如果平时爱好

运动量较大的球类运动，在身体状况允许的情况下也可适当参加。(图 2-97)

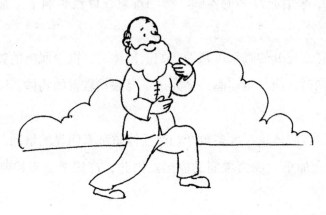

图 2-97　老年人运动

(3) 老年人可能要面临一些更繁重的家务劳动，如做饭、看孩子等，这些工作看起来简单，却很繁琐，应根据自己的实际情况合理安排，如有困难，感到力不从心，有困难千万不要勉强。即使是力所能及的工作，也不能着急，避免因突然用力而造成扭伤。

(4) 在发生腰痛后应积极治疗，尽量到正规医院采用正规的推拿、理疗治疗，不要随便找游医，不要自作主张口服止痛药。对社会上流行的一些健身方法，不能盲目模仿，以免加重腰痛。

(5) 在治疗其他疾病时，应避免长时间使用激素。因为激素类的药物可促进钙质的丢失，长期服用会造成骨质疏松。

(6) 定期查体，对待疾病的态度，应借鉴毛泽东在军事上的名言"在战略上要蔑视敌人，在战术上要重视敌人"，保持乐观向上的人生观，提高老年生活的质量。

60

搬重物时如何预防腰椎间盘突出症?

　　腰椎间盘突出症的发病往往有很大的偶然性,有的患者拿一个花盆甚至拉一下窗帘就能引起发病,有的患者打个喷嚏或剧烈咳嗽也可诱发,因此,在日常生活中应注意预防,尤其是慢性腰痛的患者或有过腰椎间盘突出症病史的人,应尽量避开容易引发腰椎间盘突出的因素,预防腰椎间盘突出症。

　　搬重物是日常生活中常遇到的事,也是腰椎间盘突出症最常见的诱发因素。如果不注意姿势,很容易造成腰部扭伤。搬重物的过程实际上就是一个杠杆撬物的过程,这个杠杆的支点就是腰椎间盘,用力点是腰背部肌群形成的合力,其力臂是这个合力到支点的距离。重力通过上肢及躯干的上部传导到椎间盘,其力臂是重物的重心到椎间盘的距离,这个距离远远大于肌群的力距。由此可见,椎间盘承受的压力随着重物的重心与椎间盘的距离的增减而成倍地增减。因此,在搬重物时应尽量使重物靠近身体,从地上搬重物时应先蹲下,慢慢直膝,直髋再直腰,这样就可以使椎间盘承受最小的压力,避免腰部扭伤。(图 2-98)

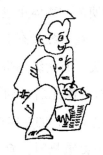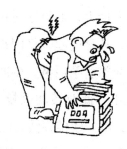

图 2-98　搬重物的姿势

当重物较重，一个人搬有困难时，应请别人帮忙，不要一个人强搬。两个人一起抬物时，动作要注意协调，尤其是在抬起、放下时，最好喊着号子，协调一致。（图2-99）（图2-100）

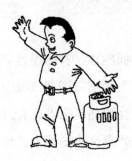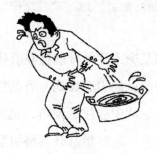

图 2-99　请人帮忙

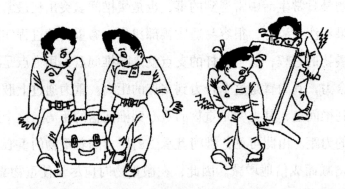

图 2-100　双人搬物的乐趣

最容易造成腰部扭伤的搬重物姿势就是直膝弯腰，在这种情况下椎间盘承受的压力最大，如果这时再转动腰部，即使搬的物体重量很轻，也容易扭伤腰椎，甚至引起腰椎间盘突出。这是由于在弯腰状态下腰椎处于前屈状态，椎间隙前窄后宽，椎间盘被动压迫后突，有后纵韧带挤压，椎间盘不容易突出。此时转动腰椎，椎间盘被压向一侧无后纵韧带覆盖的部位，就容易突出。腰椎旋转复位法实际上就是这个过程的逆向过程。

平时生活中常用手提和肩扛行李物品，手提重物时，脊柱向一侧弯曲，使腰骶部肌肉处于不平衡的受力状态，椎间盘受损的机会就多。如改用肩扛，力臂较手提时短，椎间盘受力均匀，所以肩扛比手提省力得多。

外出出差或旅游时，手提重物的机会较多，上下火车、汽车时手提行李。住楼房的居民也提物上楼。为了预防腰扭伤，可改用背带背或小车拉。确实需要手提时，可分开双手各提一些，保持腰部平衡，或左右手交替提，减轻一侧腰椎负荷过久而导致劳损。

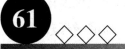

61 作者最想对腰椎间盘突出症患者说的几句话

腰椎间盘突出症是一种常见病、多发病，也是一种对人们的生活质量影响较大的疾病。治疗方法得当，不会给患者带来太大的影响。如果治疗处理不当，可能会给患者带来一生的痛苦，难以正常工作、学习和生活。在前面的文章中，我们已经对本病的诊断、治疗和预防给患者进行了讨论，最后再提出几点忠告，供患者参考。

（1）积极正规治疗：在确诊患了腰椎间盘突出症后，要到正规医院进行积极治疗，慎重选择治疗方法，不要跟着广告走，或找游医治疗。此外，治疗应选择保守治疗。目前来说，保守治疗是腰椎间盘突出症的首选疗法，只有在经过多方正规系统的保守治疗无效后，再选择手术治疗。据统计，真正最后需要手术治疗的腰椎间盘突出症患者约占总数的百分之五，而绝大多数的患者经保守治疗是完全可以治愈的。

（2）不要单纯依赖内服药或外用药：药物虽然可以帮助消除炎症，减轻症状，但很难促使突出物变位。治疗过程中促使突出的椎间盘复位或移位的推拿手法、牵引治疗是保守治疗必不可少的方法。如果必须使用药物，也须注意不要连续长时间内服或注射激素类药物。因为过量应用激素类药物可导致骨质疏松、肥胖、痤疮、易受感染等，重者可导致股骨头坏死、糖尿病、高血压、胰腺炎等。尤其是在非正规医院治疗时，大量应用激素可迅速明显减轻疼痛，给患者以疗效显著的假象，但后果却是非常严重的，对这一点患者应特别注意。

（3）注意卧床休息及腰部保暖。卧硬板床休息是最基本的治疗措施。尤其是在发病初期和治疗期间，关节韧带比较松弛，而且炎症比较严重，如果休息不好很有可能会加重病情。所以，我们主张患者应该多休息，少劳作。此外，还要注意腰部保暖。因为腰部肌肉损伤，血液循环较差，比其他部位更容易受凉。一旦腰部受凉就很容易导致腰肌纤维炎、痉挛，常引起腰椎关节的僵硬，椎间盘突出复发，神经根水肿等。

（4）注意腰部活动姿势并加强腰部的功能锻炼。为了预防腰椎间盘突出症复发，患者不要做既弯腰又转腰的动作，如扫地和拖地、弯腰搬重物等。患者要避免长时间腰部一个姿势进行工作。在工作之余，要进行适当的腰部的功能锻炼以使腰肌变得更加强壮。因为腰肌强壮对腰椎的保护作用自然加强，可以避免腰椎间盘突出症复发，从根本上治愈腰椎间盘突出症。

（5）注意性生活质量。性生活是人类生活的重要内容之一。性是人类的天性，是人的自然生理，与呼吸、心跳、消化、排泄一样。正常的房事生活既是人的生理之需，也是生活情趣上不可缺少的。正常的房事生活可以协调体内的各种生理功能，促进性激素的正常分泌，有利于防止衰老。有人提出"性与生命同在"是很有道理的。实践证明，茕茕独处或旷男怨女多病而不寿，"独身主义"不符合生理性规律。正常的房事生活可以保持健康的心理，使精神和肉体上产生轻松愉快的感觉，只要时间不是太长，姿势正确，对腰椎不会产生不良影响。但是，如果性生活姿势不当，或过于频繁，或动作过大，不但可引起腰痛，而且可引发腰椎间盘突出症，尤其是有腰椎间盘突出症病史的人，更容易诱发。中医理论认为，纵欲伤肾，性生活过度可造成肾虚，腰为肾之府，肾虚表现为腰膝酸软，重者表现为腰痛。现代医学认为，精液的主要成份是少量的蛋白质，性生活多一点对身体影响不大。其实不然。从性生活的生理反应过程分析，性生活时全身大多数器官都参与全过程，虽然其具体机理尚未明了，但腰部交感神经与副交感神经的兴奋与抑制、血液的聚集与消散、肌肉的收缩与舒张对腰部组织的影响是很大的。如果这种影响频繁发生，就可造成腰肌血液循环减慢，致使腰肌缺血、缺氧，腰椎间盘含水量减少，出现腰部酸软、怕冷，进而腰肌劳损，椎间盘变薄，为腰椎间盘突出留下隐患。因此，有慢性腰痛或腰椎间盘突出症病史的患者应根据自己的身体状况，选择合适的性交姿势，避免一些腰部过劳的姿势，适当安排性生活的次数。双方应互相体谅，在一方不适时，可以用抚摸身体的方式来代替。

除了以上 5 点，腰椎间盘突出症患者还要注意劳逸结合，不可过度操劳。唐代大医家孙思邈说过："人欲劳于形，百病不能成。"说明适当的活动有益身体。但当动过度，则又可导致"五劳所伤"，所以汉代华佗又说："人体欲得动摇，但不当使极耳。"强调劳逸之间，不可偏废，既不能过于安逸，也不能过于劳累。无论脑力劳动或体力劳动，都不能过于疲劳，否则，便会生病。中医所谓"劳则气耗"就是说的这个道理。但是"不妄作劳"并非什么都不做，古人提倡的是"常欲小劳"，不仅要"学而不怠"，而且应尽可能做一些力所能及的体力劳动。只有劳逸结合，才能保证身体的健康。腰椎间盘突出症患者要保持良好、平和的心态，不急、不躁，少生或不生病，以摆脱疾病的困扰，提高生活的质量。总之，每个患者应找出最适合自己的预防措施，更加有效地预防和控制腰椎间盘突出症的发作。

有句俗话说得好："身体是革命的本钱。"在本书即将结束之际，笔者希望广大腰椎间盘突出症患者能够树立信心，积极采取预防措施，勇敢地与疾病作斗争，我相信在不久的将来，您一定能够成功地走出疾病的阴霾，迎来灿烂夺目的曙光！

第3章

其他治疗方法的选择

1

◇◇◇

西医常用的治疗腰椎间盘突出症的方法有哪些?

　　西医治疗腰椎间盘突出症的方法大致可分为非手术疗法和手术疗法两种形式。常用的非手术疗法有口服药物、肌肉注射药物、静脉滴注药物、封闭疗法、骶管注射疗法、髓核溶解疗法、经皮穿刺关节镜下刨吸疗法、高压氧疗法、牵引疗法、物理疗法、西式手法治疗、支架疗法、医疗体育等。手术疗法则包括融和术、减压术、后路手术等。从现在的临床效果来看，口服或注射药物对于腰椎间盘突出症的治疗都是辅助治疗，药物可镇痛、缓解肌肉痉挛、减轻肌肉及神经根的炎症，但对于椎间盘突出的位置改变则无明显疗效。髓核溶解疗法对部分腰椎间盘突出症患者疗效较好，但对医生及医院的要求较高。手术治疗对人体的生理结构造成破坏，对机体的损伤较大，适合于症状较重、保守治疗效果不好的患者。另外还有综合了针灸与手术治疗特点的小针刀疗法，对解除组织粘连、消除软组织炎症有很好的疗效。

　　随着科学的发展，人们会发明更多更有效的治疗方法。相信会有一天，治疗腰椎间盘突出症会像现在治疗阑尾炎一样，在很短的时间内就会消除疼痛，恢复腰椎的正常功能了。

2 ◇◇◇

腰椎间盘突出症患者应遵循的治疗原则是什么？

目前，从治疗腰椎间盘突出症的实际水平分析，应首选非手术疗法，在非手术疗法无效时，才考虑手术治疗。

急性期的治疗可分为三步：

首先用推拿、理疗、针灸、药物缓解肌肉紧张，解除痉挛。

第二步选用2～3种整骨手法解除突出的椎间盘对神经根的压迫，促使突出的椎间盘部分或完全还纳。

第三步通过卧硬板床休息，外用膏药并配合内服活血化瘀的中药，或静脉滴注低分子右旋糖酐以促进神经根部炎症、水肿的吸收，消除对神经根的不良刺激，解除症状，恢复功能。全部疗程一般需3～7日。

慢性或陈旧性的腰椎间盘突出症患者在临床中最为多见，一般是经多方治疗效果不好或误诊、漏诊，迁延时间较长的患者。在病理上，这种患者一般神经根的炎症、水肿较轻，而由于突出物与周围组织的长期挤压造成二者的粘连，给突出物的还纳造成一定的困难。另外，由于突出物的长期存在，导致腰椎代偿性侧弯畸形，双侧腰部肌群紧张度不平衡，造成患侧的梨状肌综合征、第三腰椎横突综合征、臀上皮神经损伤等并发症状。在心理上一般心情比较沉重，疼痛和生活能力的下降使患者的生活质量明显下降，多次治疗的失败又使患者信心不足，这时患者应正视现实，积极配合医生的治疗，争取早日康复。

慢性腰椎间盘突出症的治疗也是分为三步，但第二步的治疗过程要复杂得多，不宜首先采用直接复位的手法，应选择分离粘连、解除痉挛的方法如小牵引治疗，然后再采用整复手法。其次，应注意并发症的治疗。在恢复期注意内服中药以利于活血化瘀、调补肝肾、补益气血、强筋健骨，这样，经过 2～3 周的治疗，腰椎间盘突出症得到完全治愈。

症状基本消失后可进行康复训练，以增强腰部肌肉力量，加强关节结构的牢固性，彻底消除椎间盘突出的根源，预防复发。

如果以上治疗后症状无明显改善，可根据病情及当地的医疗条件，在正规医疗机构选择接受髓核溶解疗法、骶管注射治疗等。某些宣传能根治的疗法，在还没有经临床可靠的验证时，应慎用。在系统保守治疗半年以上、临床症状较重的情况下，可选择手术治疗，关于手术的指征，在后面有详细论述。

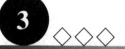

腰椎间盘突出症患者如何选择使用腰围?

腰椎间盘突出症患者在确诊后，医生往往建议患者佩戴腰围，那么，腰椎间盘突出症患者佩戴腰围的目的是什么呢? 怎样佩戴?

腰椎间盘突出症患者佩戴腰围的目的有两点，一是减轻腰椎的负荷，二是制动。腰椎间盘突出症的病理变化是突出的椎间盘压迫神经根，神经根发生炎症、水肿而产生一系列症状。由于人直立时腰椎承担着绝大部分上半身重量，在腰椎的受力结构中，腰椎小关节承担一小部分的重量，最主要的还是椎体－椎间盘－椎体。如果患者在椎间盘突出后站立起来，上半身绝大多数的重量就压在突出的椎间盘上，可加重突出的程度，尤其是在活动时，对突出的椎间盘的影响就更大。佩戴合适腰围，可将上半身的一部分重量通过肋骨、腰围、髂骨传递下去。腰围产生的围裹力及紧张的腹肌，也可传递重量。这样腰椎－椎间盘－腰椎的受力就大大减小，椎间盘对神经根的压迫也可得到明显缓解，有利于椎间盘的还纳和神经根炎症、水肿的吸收。腰围的另一个作用就是制动，也就是限制腰椎的活动，尤其是限制腰椎的前屈、侧屈等活动，减少对椎间盘的刺激，减轻腰部肌群的受力，从而为机体的早日康复创造条件。（图 3-1）

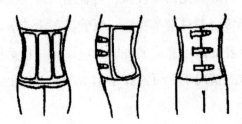

图 3-1　佩戴腰围

腰围对腰椎间盘突出症是一种必不可少的辅助治疗方法，对其大小、尺寸、硬度、材料都有较高的要求。腰椎间盘突出症患者使用的腰围，一般选用皮制或人造革制成。腰围的长度与病人的腰围长度符合，宽度在中间，也就是腰椎正中要宽一些、约 20 厘米，在中间约 30 厘米长的位置上也就是腰椎后部，内置 4～6 块长 20 厘米、宽 2 厘米的钢片或竹板垂直支撑。两头也就是胁肋与髂骨上棘之间及腹部位置，宽度约 10～15 厘米之间，可稍软。整个腰围外穿一条普通腰带加固，可使病人使用方便。这样既限制了活动度较大的运动，又不影响病人的适当活动，适于腰椎间盘突出症患者进行日常工作、行走、乘车等。

腰围的作用一是减轻腰椎的负荷，二是制动。腰椎间盘突出症如果治疗得当，一般经半个月到两个月的时间就可痊愈，那么患者会问："腰围佩戴多长时间合适呢？症状消失后还用戴腰围吗？"

腰围的作用首先是减轻腰椎的负荷，其机理是把原来通过腰椎的上半身躯体的重量由胁肋－腰围－髂骨及腰围产生的围裹力和紧张的腹肌分担一部分；制动就限制了腰椎的运动。在腰椎间盘突出症急性期或治疗期间，疼痛较重，活动受限明显，患者的情绪不佳，精神压力较大，使用腰围可缓解患者的疼痛，减轻患者的精神压力，有效地帮助患者康复。

正常人体支撑腰椎的力量主要来源于自身腰腹部肌肉的紧张、收缩，整个脊柱也是由颈、背、腰、骶、大腿的肌肉群支撑的。肌肉在正常的收缩、舒张过程中维持着自身的营养。如果腰围使用时间过长，肌肉和关节的活动幅度、活动量大幅度降低，从而继发肌肉的废用性萎缩、腰椎各关节不同程度的强直，其结果是患者离不开腰围的支持，对腰围产生依赖。一旦离开腰围，萎缩的腰部肌肉力量较弱，难以完成腰椎支撑、运动的要求，很可能造成新的损伤或腰椎间盘突出症复发。因此，腰围佩戴的原则是在急性期疼痛较重的情况下坚持佩戴，但卧床休息时一律不戴，以免腰围中的钢板硌坏腰部皮肤；在疼痛缓解、病情减轻的情况下，做家务劳动时或坐着时佩戴，散步、直立位做康复体操时可解下，让腰部肌肉有一个适应的过程；在疼痛基本消失、活动自如的情况下，有的病人认为不需要佩戴腰围了，其实不然，这时腰部的症状虽然消失，但椎间盘已有损伤，难以承受过重的压力，因此，在工作比较劳累或气温较低的情况下，还要佩戴腰围，以免复发。

佩戴腰围的同时，应在不加重症状的前提下，按康复体操的要求锻炼腰背部、腹部肌群，使肌肉强壮有力，消除腰部肌肉的炎症，达到完全康复的目的。恢复腰椎的正常功能，能够正常工作和生活，这才是真正的"治愈"。

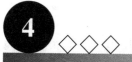

什么是腰椎间盘突出症的骶管注射疗法？

骶管注射疗法也叫骶疗，是治疗腰椎间盘突出症的一种保守疗法。它是通过骶管经硬膜外腔注入药物，药物直接作用于突出的椎间盘和受压的神经根，使局部无菌性炎症和神经根水肿引起的症状得到缓解。故骶疗主要适用于腰椎间盘突出症急性期，神经根水肿明显、疼痛症状较重时疗效最好。

骶疗常用的药物配方为：复方丹参注射液6毫升，2%利多卡因3毫升，维生素 B_1 2500微克，加兰他敏5毫克，地塞米松30毫克。将以上药物配入0.9%生理盐水150毫升内备用。治疗时取侧卧位，沿其尾骨中线向上或沿骶骨嵴向下，在骶骨联合处找出骶管裂孔。用长针与皮肤面呈45度刺入，当针刺阻力突然消失，有明显突破感，即说明已刺入骶裂孔。反复抽吸无回血，即可将输液管接在针头上，以每分钟30～40滴的速度输入药物。整个过程要严格执行无菌操作，消毒要彻底，最好在手术室中进行。治疗后，应平卧休息，48小时内禁止洗澡。一般间隔15日左右进行1次，3次为1个疗程。由于骶管注射后可能对血液循环有一定的影响，对严重贫血、高血压及心脏代偿功能不良者不宜采用骶疗。

5 ◇◇◇ 什么是腰椎间盘突出症的髓核化学溶解疗法？

腰椎间盘突出症的基本病理是突出物对神经根的压迫，人们很自然地就会想到把突出物溶解、吸收后压迫就会解除。这就产生了髓核化学溶解疗法，又叫化学溶解术、胶原酶溶解术或髓核溶解术。早期将木瓜凝乳蛋白酶注入髓核，使髓核的主要成分即蛋白多糖解聚，从而溶解髓核，降低间盘内压力，达到解除对神经根压迫的作用。以后应用胶原蛋白水解酶（简称胶原酶）注入病变腰椎间盘，有效地溶解髓核和纤维环中的胶原蛋白，既降低椎间盘内压力又溶解椎间盘突出物，解除了神经根的压迫，缓解了临床症状，达到治疗目的。髓核化学溶解疗法是一种介入疗法。

髓核化学溶解疗法治疗腰椎间盘突出症有以下优点：所选用的溶解酶对突出髓核、纤维环中的胶原蛋白有很强的选择性，对周围的韧带、骨骼、软骨没有太大的影响，使一部分原来需要手术治疗的患者免于手术的创伤，大大缩短了治疗的时间，降低了治疗的费用。髓核化学溶解疗法具体操作方法如下：

（1）患者俯卧于能透视的特制治疗床上，腹部垫枕，以使腰椎生理前突和腰骶角平直，利于穿刺，尤其是对腰5/骶1椎间隙穿刺更为重要。

（2）上肢开放静脉通道，缓慢滴注生理盐水，以备万一发生意外情况时，可立即给药抢救。

（3）放置脉率和血压监测器，穿刺前测量血压和脉搏，并做好记录。或用血压表手测血压和脉搏。

（4）用C形臂带影像增强的移动X光机，先行侧位准确无误地确定欲做治疗的病变椎间隙，并在其腰部皮肤划出标记以确定进针点。

（5）常规5%碘酊及75%酒精消毒腰背部皮肤，铺大孔无菌巾。

（6）用2%的利多卡因于穿刺点行皮内、皮下浸润后，更换18号腰麻长针头，继续行骶棘肌、腰方肌、腰大肌浸润麻醉。注意不要将局麻药液注射到椎间孔处而麻醉脊神经根，以避免在盘内或盘外穿刺过程中损伤神经根。

（7）盘内穿刺。常规采用外侧穿刺入路，是由于该入路有一个三角工作区，该区是由脊神经根、下一椎体的上缘、上关节突及横突构成。椎间盘纤维环后外侧部分在此三角工作区无骨性结构的覆盖。行穿刺时，脊神经根大部分被关节突、椎弓根和横突遮挡而受到保护，因此也称安全三角区。

（8）进针途径和进针过程中的手感。从穿刺点用18号15.24厘米带针芯腰穿针，以旋转方式进针，经皮肤、皮下脂肪、腰背筋膜、骶棘肌外侧部、腰方肌及腰大肌,从神经根下抵纤维环后外侧表面时,此时有触到砂砾样的感觉,穿入纤维环时有涩韧感,待针尖穿过纤维环内层进入髓核时进针阻力突然减小,有落空感。

(9)拔出针芯,接注射器,回吸无任何液体抽出时,行侧位及前后位透视证实针尖准确位于病变椎间盘中心或靠近突出物的纤维环内,方可注射胶原酶。

(10)注射胶原酶。用无菌生理盐水2毫升溶化胶原酶,抽入2毫升注射器内,每1毫升含胶原酶600单位,连接针尾,再次回吸无液体抽出时,即可缓慢、分次推入1毫升胶原酶溶液,留针10分钟后再拔针,针孔用创可贴封闭。

注射胶原酶前测血压、脉搏。注射后10分钟内至少测2～3次,以便及时发现过敏反应。

术后用平车将病人送回病房,采取屈膝、屈髋仰卧位,这种体位可使腰腹肌松弛,以达到椎间盘内压低,预防和缓解腰痛。

溶核疗法治疗腰椎间盘突出症的适应症如下:

(1)腿痛比腰痛严重,典型的根性坐骨神经痛。

(2)下肢感觉异常。单一神经根在腿或足部痛觉异常(第4腰神经、第5腰神经、第1骶神经分布区)。

(3)下腰部脊神经根牵扯体征:直腿抬高试验小于50度。直腿抬高加强试验为阳性。健肢抬高试验阳性。以上3种体征必须有一种为阳性。

(4)神经学物理检查中肌萎缩、肌无力、感觉异常及反射改变4种中有两种为阳性。

(5)脊髓造影、腰椎间盘CT扫描或腰磁共振检查为阳性并与受累神经根的临床症状、体征相吻合。

以上5个标准均为阳性,才能做出腰椎间盘突出症诊断,患者经两周的卧床休息或3个月正规保守治疗无效者才考虑注射胶原酶行髓核化学溶解术。

溶核疗法治疗腰椎间盘突出症的禁忌症如下：

（1）马尾神经综合征。

（2）腰椎间盘突出合并腰椎管狭窄或侧隐窝狭窄。

（3）腰椎滑脱。

（4）腰椎间盘突出游离于椎管内者。

（5）突出物明显钙化者。

（6）腰脊髓造影完全梗阻或充盈缺损直径大于 1 厘米者。

（7）体质过敏者、孕期妇女和 14 岁以下儿童。

（8）患者有明显的心理变态者。

溶核治疗使用的是一种异体蛋白的生物制剂，注入人体存在过敏反应的可能，同时也可能造成神经损伤或无菌操作不严造成椎间盘感染等。在治疗过程中应注意尽量避免并尽可能减轻其危害：

（1）腰痛：盘内注射后腰痛加重是最常见的副作用，直接影响患者及家属对溶核治疗的信心，在术前应向患者及家属讲清腰痛加重是溶核治疗过程中的可预料的反应，争取患者的配合。溶核治疗过程中的腰痛加重可能是椎间盘内压力增高或炎症反应，刺激了窦椎神经。对疼痛较轻的患者卧床休息即可，对疼痛较重的患者可先用麻醉止痛药，或骶管封闭治疗，以取得满意的疗效。

（2）过敏反应：注射胶原酶可引起皮肤过敏反应，如瘙痒、荨麻疹等，发生率低，无需特殊处理而自愈。也有发生过敏性休克的可能，但目前尚未见报道。因此，注射胶原酶前必须静脉给予肾上腺皮质激素作为预防措施，在注射过程中及注射后 1 小时内，要密切观察患者的呼吸、血压、脉搏等情况，以便及早发现、早处理。一旦发生过敏性休克，立即从静脉注入 1∶1000 的肾上腺素 0.5 毫克，若症状不缓解，每 20 ～ 30 分钟可重复 1 次，直到脱离危险；同时静脉滴注甲基强的松龙琥珀酸钠 40 毫克或其他肾上腺皮质激素；静脉滴注低分子右旋糖酐及 10% 的葡萄糖液体，保持呼吸道通畅，给氧，必要时行气管内插管，接呼吸机加压给氧。

如心跳骤停者，应采取心肺复苏术等抢救措施。

（3）神经损伤：胶原酶注射接触神经后，对神经有可能产生损伤。无论是盘内注射还是盘外注射都存在胶原酶与神经根接触的可能性，但只要脊神经根鞘膜及神经外膜完整时，即使胶原酶与脊神经根接触也不会损伤神经根，而脊神经根屏障受到破坏或直接注入脊神经根鞘膜内就有损伤神经的可能。也有进针过程中直接损伤神经或误注入蛛网膜下腔发生严重的神经系统并发症的可能。

（4）椎间隙感染：主要是由于操作过程中无菌技术不严格所致，应强调术中的无菌技术，在感染后可使用抗生素治疗。

6

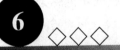

腰椎间盘突出症患者可选择哪些药物治疗？

腰椎间盘突出症可用部分药物辅助治疗，以减轻症状，或用于配合其他治疗。

（1）口服药

①解热、镇痛、抗炎类：阿司匹林是最常用的镇痛药，作用和缓安全，用于各种神经痛及关节痛。但禁止长期大量服用，有胃溃疡患者慎用。

②非甾体类镇痛药：扶他林、消炎痛、芬必得等，镇痛效果优于阿司匹林，抗炎、抗风湿也较强，但因有一定副作用，如头痛、恶心、呕吐、皮疹及胃肠道反应，对肝肾亦有损伤，故应在医生指导下服用。

③中枢性肌肉松弛剂：氯唑沙宗，对缓解肌肉疼痛有一定作用。

④对处于急性期的患者，因其脊神经根水肿，引起剧烈疼痛，甚至继

发粘连性蛛网膜炎，可口服或静滴类固醇药物、辅以利尿剂或脱水剂，以消除神经根水肿。

⑤维生素 B_1、维生素 B_{12} 等神经营养药对神经损伤有一定恢复作用，也常在一些复方中使用。

⑥如患者疼痛难忍，一般止痛药物效果不佳时，可口服吗啡缓释片或注射哌替啶等。但这类药物具有成瘾性，应严格在医生指导控制下短期使用。

⑦外用扶他林软膏可在局部形成高用药浓度，有效缓解软组织损伤引起的紧张、疼痛。

（2）注射用药

腰椎间盘突出症表现的疼痛症状主要是突出物压迫神经根产生的炎症反应产物刺激神经根所致，在促使突出物复位的同时通过静脉给药可以消除神经根的炎症反应，减轻疼痛症状，缓解肌肉痉挛，使手法易于进行。因此，在病变早期或疼痛症状较重的时候，或手法治疗前后应选用缓解神经根水肿、止痛消炎解痉的药物，具体处方如下（图 3-2）：

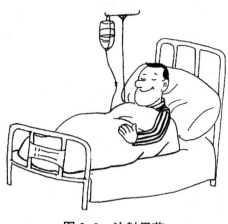

图 3-2　注射用药

①在急性期用 10% 葡萄糖注射液 500 毫升、地塞米松 10 毫克，每日 1 次，连用 5 ～ 7 日。

②甘露醇 250 毫升加压滴注，每日 1 次，连用 7 ～ 10 日。

③复方丹参注射液 10 毫升加生理盐水 500 毫升静脉滴注，每日 1 次，连用 7 ～ 10 日。

④青霉素 800 万单位，加生理盐水 500 毫升静脉滴注，每日 1 次，连用 3 ～ 5 日。

⑤环丙沙星 250 毫升静脉滴注，每日 1 次，连用 3 ～ 5 日。

在静脉给药后，可以有效地减轻神经根的炎症反应及肌肉的痉挛，使复位手法变得轻松。还可以减轻手法带来的副作用，尽可能地减少痛苦。

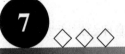

7 ◇◇◇ 如何用物理疗法治疗腰椎间盘突出症？

腰椎间盘突出症患者可配合理疗以缓解肌肉紧张、解除肌肉痉挛、消除神经根的炎症水肿、松解粘连，在腰椎间盘突出症的不同时期可分别采用不同的理疗方法。

急性期的病理特点是损伤后的炎症、水肿较重，此期的治疗原则是消除炎症、水肿，缓解因炎症引起的肌肉痉挛、疼痛症状。可用干扰电治疗，每日 2 次，每次 20 分钟。电极板置于病变椎体的两侧，电流大小以患者能耐受为度。一般需做 3 ～ 5 日，待疼痛缓解后可改用其他疗法。也可用短波或超短波治疗，治疗时两个电极板可在腰骶部对置或腰骶部、患腿后侧并置，微热量，每日 2 次，每次 20 ～ 30 分钟，10 次为 1 个疗程。中频电治疗用 9 号方，每日 2 次，每次 20 分钟。可缓解肌肉痉挛，减轻疼痛。急性期除因受凉复发的病人外，禁用温热量以上的热性理疗方法对腰骶部治疗，以免因热量积聚致局部血管扩张而加重炎症水肿的症状。

缓解期的特点是神经根的炎症、水肿较轻，而仍旧存在肌肉劳损，神经干的血液循环也较差，这时理疗的重点在于消除腰部软组织的炎症，改善神经干的血液循环状态，促进腰椎功能的恢复。因受凉或劳累复发的腰椎间盘突出症病人如果症状不重，仅有腰部疼痛时，也可选用同样的理疗方法治疗。主要方法有：

（1）热水袋外敷：腰突症后期腿痛症状减轻后，往往有腰痛、腰酸、腰软的感觉，阴雨天加重，这时可用热水袋外敷，以缓解疼痛，消除疲劳。由受凉引起腰痛时也可用本法。注意水的温度，不要过热，以免烫伤皮肤。

（2）电吹风外用：开动电吹风的强档，用热风吹拂腰腿疼痛、麻木的部位，家属可将手放在吹风部位，防止过热烫伤。每次 15 ～ 20 分钟，一日 2 次。（图 3-3）

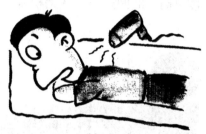

图 3-3　电吹风外用

（3）粗盐粒炒热外敷：粗盐粒热容量高，在铁锅内炒热后用布包好，热敷局部，以温热为度。有温热散寒，通经活络，祛瘀散结的功效。

（4）铁砂加醋外敷：工业车床下脚料铁砂和食醋混合后可发生化学反应产生热量，包裹起来后外敷局部，能温经散寒、祛瘀止痛，适用于受凉后症状加重的患者。（图 3-4）

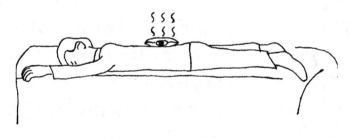

图 3-4　铁砂加醋外敷

腰椎间盘突出症患者配合适当的理疗可改善血液循环，降低肌肉痉挛，消除肿胀，减轻疼痛症状，减少治愈后的复发率。现在市场上已有许多种简便、有效的理疗器械可供选用，像频谱治疗仪、中频电治疗仪、蜡疗仪、电按摩器、神灯、场效应治疗仪等，可根据个人情况选用，亦可起到辅助治疗作用。

一般物理治疗在医院理疗科进行，若在家庭应用，最好请教医生，在医生指导下进行。如以热效应为主的理疗，局部温度应保持在 50 度～60 度范围内，治疗时间应控制在 15～20 分钟内，以防止局部烫伤。若因温度过高、时间过长、热量积蓄引起血管扩张也会加重症状。

8

什么是腰椎间盘突出症的局部封闭疗法？

腰椎间盘突出症所表现的症状大多数是因神经根或其他软组织的炎症、水肿而引起神经性疼痛。封闭疗法就是针对患部的炎症，用一定浓度的麻醉剂与激素类药物混合注射到局部，可收到消炎镇痛、改善局部循环代谢障碍的作用。

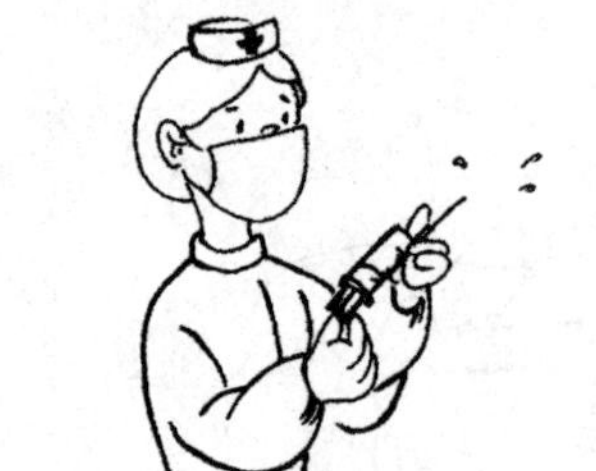

封闭一般多用 2% 利多卡因注射液 5 毫升，如用普鲁卡因，需做皮试，皮试阴性后方可应用。激素类一般用强的松龙 5 毫克，可根据不同病情配伍透明质酸酶、当归注射液、维生素 B_{12} 注射液、天麻注射液、胎盘注射液等。（图 3-5）

局部封闭疗法可选择腰背部筋膜、腰肌起止点、腰大肌、腰方肌、梨状肌、棘上韧带、

图 3-5　封闭疗法

棘间韧带等部位，结合压痛点进行封闭治疗。

穴位封闭疗法常取：三焦俞、肾俞、大肠俞、志室、足三里、环跳、委中、承山等穴。一般每穴注入混合液 1 毫升，3～5 日注射 1 次。

激素封闭后，一般在 24 小时内症状可有明显改善，疼痛减轻，活动方便。但效果的好坏和持续时间的长短可因人、因病和药物而异。

封闭疗法的注意点如下：

（1）应明确诊断，选好适应症，激素仅对非感染性骨科疾患有效，凡化脓性、结核性的骨关节疾病都应视为禁忌症。

（2）封闭疗法一般 5～7 日 1 次，3～6 次为 1 个疗程，如封闭 2～3 个疗程无效，则应停用，改用其他疗法。

（3）要绝对严格执行无菌操作，以防引起感染。

（4）封闭使症状减轻后，应注意休息，限制负重，保护关节，以防复发。

9

如何用硬膜外注射疗法治疗腰椎间盘突出症？

硬膜外注射疗法治疗腰椎间盘突出症具有安全可靠、操作方便、疗效较肯定的优点，近年来已被广泛应用于临床，是一种快速、方便、有效的方法。

硬膜外腔是椎管内的一个潜在的间隙，其中充满疏松的结缔组织，有 31 对脊神经由此腔通过。腰椎间盘膨出或髓核突出时，除对其产生机械性压迫外，尚可引起局部组织的无菌性炎症。当窦椎神经纤维和脊神经受到压迫和刺激时，便产生了腰腿痛。

硬膜外腔内注入类固醇药物及麻醉药，可减轻机体对各种刺激性损伤作出的病理性反应，抑制结缔组织增生，减少炎性渗出，从而减轻或消除无菌性炎症；抑制神经末梢的兴奋性，阻止局部病变向中枢发出的疼痛信号；还可改善局部的血液循环，使局部代谢产物易于从血液循环中带走，减轻局部的酸中毒，从而起到消炎作用。由于阻断了疼痛的恶性循环，使腰肌痉挛得到缓解，腰腿活动范围增大，为神经根移动创造有利条件。在注入药液量较大时，可产生液体压力，分离突出髓核与神经根之间的粘连，达到"液体剥离"的作用，使神经根从突出的椎间盘组织上剥离下来，解除神经根的压迫而止痛。

硬膜外注射疗法的具体操作如下：

患者取患肢在下的侧卧位，以利于药液向患侧扩散，病人感觉舒适。取病变椎间隙为穿刺部位。穿刺严格按无菌操作，常规消毒皮肤，局部麻醉后，用7号腰椎穿刺针在穿刺点缓缓进针，针尖穿过皮肤、皮下组织、棘上韧带、棘间韧带和黄韧带，即可到达硬膜外腔，穿过黄韧带时可感到阻力突然消失，并出现落空感。进行注气试验、悬滴试验或生理盐水注入，证明在硬膜外腔后，即可注入药液。

药液的常用配方有：

（1）醋酸强的松龙或氢化可的松3毫升，加生理盐水10～15毫升。

（2）醋酸强的松龙3毫升加2%的盐酸利多卡因7毫升。

（3）地塞米松注射液5毫克加2%利多卡因5毫升。

在注入药液过程中，若患者有胀感沿坐骨神经向远端放射，则疗效较好；若出现剧烈的腰痛、腿痛感时可分次注射，每注入3～5毫升后，间隔1～2分钟，无不良反应时再继续注射。注射完毕后，针孔用创可贴封盖，患者休息10分钟后无不良反应即可回病房卧床休息。一般3～5日注射1次，3次为1个疗程。

10

◇◇◇

什么是腰椎间盘突出症的经皮穿刺疗法?

经皮穿刺治疗腰椎间盘突出症是近 20 年来发展起来的一项新技术，与传统的手术方式相比具有创伤小、恢复快、不干扰椎管内结构、不影响脊柱稳定性、并发症少、操作简单的优点，疗效满意，值得推广应用。

外科治疗腰椎间盘突出症传统的手术方式是通过椎板间开窗或椎板切除后，摘除压迫神经根的髓核而达到治疗目的。经皮腰椎间盘切除术是一种局限于椎间盘内的治疗，与髓核溶解术属同一种性质。但其治疗的机理与方法有所不同，经皮穿刺治疗腰椎间盘突出症通过下面 3 种方式发挥疗效：

（1）降低椎间盘内压：椎间盘自身具有明显的体积弹性模量特性，即很小的体积改变就可导致较大的压力变化，当在纤维环钻孔并切除一定量的髓核后，间盘内压可显著下降，缓解了对神经根的压迫。但当纤维环破裂髓核脱出，纤维环钙化或者椎间隙明显狭窄、椎间盘退变严重时，效果不明显。

（2）减少突出椎间盘的内容：在行经皮腰椎间盘切除时，不但可以切除椎间盘中央部分的髓核，有时也可以切除椎间盘突出部位内的部分髓核，甚至是较大的髓核碎裂块，从而获得类似切开手术直接减压的效果。对于靠外侧的椎间盘突出，纤维环钻孔部位与其越接近，就越有可能切除突出部位内的椎间盘组织。

（3）减弱或消除神经根损害的张力机制：正常情况下，有韧带将神经根固着于椎管的腹侧壁，限制硬膜囊和神经根的后移，当椎间盘突出时神经与椎间盘接触的部位遭受压迫，神经根张力增加，神经受损。如果神经根管狭窄突出物较大时可将神经根挤压在根管后壁而产生症状。经皮穿刺治疗后，椎间盘高度降低，椎间隙变窄，从而消除了突出椎间盘对神经根的张力性损害。

经皮穿刺治疗一般选用后外侧穿刺途径，穿刺点位于椎间隙水平、棘突连线的侧方8厘米～10厘米处，穿刺方向与躯干矢状面呈45度～60度角，途经皮肤、皮下脂肪、深筋膜、骶棘肌外侧部、腰方肌及腰大肌，从神经根的下方抵达安全三角区的椎间盘纤维环后外侧表面，其延长线通过间盘的中心。后外侧穿刺途径十分安全，目前应用较多，但如果穿刺方向与矢状面的夹角过小的话，有穿入腹腔、损伤肠管的可能。当穿刺方向与椎间隙存在较明显的不平行时则容易刺激、损伤神经根。

经皮穿刺治疗的适应证：

（1）病史超过3个月，经系统保守治疗无效者。

（2）病史虽短但痛苦较重，严重影响日常工作和生活，且坚决要求外科治疗者。

（3）影像学检查证实椎间盘为轻到中度的局限性突出或膨出者，或虽有椎体后缘骨质增生或关节突增生，但以椎间盘突出或膨出为主，且与临床表现相符合者。约有20%的病人适合用经皮穿刺治疗。

相对禁忌证与绝对禁忌证：

（1）椎间盘髓核脱出或游离者。

（2）椎间盘纤维环钙化。

（3）腰椎有明显不稳定。

（4）影像学虽然显示有椎间盘突出，而症状主要为腰痛，无下肢根性放射痛。

（5）腰椎退行性病变严重，如椎间隙严重狭窄、侧隐窝狭窄、骨质增生及黄韧带肥厚与骨化等压迫神经根和硬膜囊。

（6）合并有马尾神经损伤。

（7）肌力严重减退，足下垂。

（8）有严重社会心理障碍。

经皮穿刺治疗的并发症：

（1）椎间盘炎：由于椎间盘的特殊结构特点且血液循环差、抗感染力弱，细菌感染与化学刺激均可引起椎间盘的炎症。手术过程中应严格无菌操作。多数椎间盘炎可经应用抗生素、卧床、石膏或支架固定腰椎等非手术疗法治愈，病变严重者可行手术治疗。

（2）神经根损伤：主要是挫伤，多于术后 1～2 个月内逐渐恢复，粗暴操作或在出现神经刺激症状时，仍勉强穿刺是引起损伤的主要原因。预防此并发症的关键在于操作要轻柔，动作不要过猛、过快，遇有根性疼痛出现时，停止进针并稍微将针退出，调整方向后，再继续穿刺。

（3）腰大肌血肿：表现为术后腰大肌部位疼痛与压痛，向后牵拉、伸展患侧下肢时疼痛加重。一般经抗炎、消肿治疗 1 个月可愈。

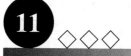

在什么情况下腰椎间盘突出症患者需要手术治疗？

绝大多数腰椎间盘突出症患者可以通过保守治疗而愈，保守治疗的方法很多，都有各自的适应症。如果一种保守治疗方法效果不明显，不要失去信心，应认真研究病情，选择另一种治疗方法。现在临床上只有约 5% 的病人最后需要手术治疗。手术治疗可较彻底地消除压迫脊神经根的突出物，以解除腰腿痛的临床症状。随着科学技术的发展，手术器械、手术方式都有了很大的改善，手术治疗的创伤越来越小，效果越来越好。当腰椎间盘突出症经过系统的保守治疗无效时，应尽快接受手术治疗，手术治疗腰椎间盘突出症的适应症如下：

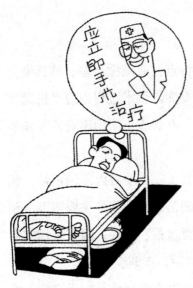

图3-6 医生的建议

（1）诊断明确、病史超过半年、疼痛严重、经正规系统的非手术疗法无效者，应及早手术治疗，以减轻痛苦。（图3-6）

（2）症状明显，疼痛严重，屡次发作，影响工作、学习和生活，经正规系统的保守治疗无效的中年患者。

（3）椎间盘中央型突出，压迫马尾神经，出现明显的马尾神经受压的症状，影响大小便功能，经正规系统保守治疗无效的患者。

（4）椎间盘脱出较大，压迫神经根或硬脊膜囊，症状表现严重，经正规系统保守治疗效果不显著，症状仍较严重，影响工作、行走的患者。

（5）出现严重持续的下肢麻木、感觉异常或肌肉麻痹而足下垂，经正规系统保守治疗无效、日常生活受到严重影响者。

（6）合并有其他原因的腰椎管狭窄，需行椎管手术探查的患者。

总之，手术前要经过正规系统的保守治疗，确认无效，严重影响日常工作、生活者，才考虑手术治疗。

12

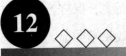

腰椎间盘突出症患者手术前需要做哪些准备工作？

（1）患者思想上对手术要有一个正确的认识。手术要面临着1周左右的痛苦过程。腰椎间盘突出症选择手术治疗是在保守治疗无效的前提下为了减少痛苦、提高未来的生活质量而做出的最佳选择，应正确看待手术过程中出现的痛苦和术后可能出现的并发症，以平静的心态接受手术治疗，争取最好的疗效。

（2）术前注意休息，使身体以最佳的状态接受手术，有利于术后恢复。

（3）明确术前、术中、术后病人应做的配合工作，与医生一起参与治疗。各种手术方式不同，对病人的要求也不一样，患者应在手术前了解手术的方式及需要做的各种配合工作，以及术后卧床的姿势、时间，术后何时下地等，做到心中有数。

13 ◇◇◇◇ 常见的腰椎间盘突出症手术治疗方法有哪些？

腰椎间盘突出症手术治疗根据手术入路、切口的大小、位置不同有多种方式，下面简要介绍：

（1）后路典型手术方法：适于各种类型的椎间盘突出。局麻或局麻加硬膜外麻醉，取侧卧位，术中切除单侧椎板或全椎板，切除患椎间隙的黄韧带和髓核，硬膜外置引流条引流，24 小时后拔出。术后卧床 3～4 周，行腰背肌锻炼，下地练习活动，3 个月后可恢复一般轻体力劳动，禁止重体力劳动。

（2）小切口椎间盘切除术：适于单节段椎间盘突出。要求定位准确，手术切口在 5 厘米左右，局麻，术中切除椎板及上下关节突，切除黄韧带及髓核，术后处理同上。

（3）硬性椎间盘切除术：适于椎间盘软骨终板破裂向后移位、形成骨赘，或椎间盘突出合并后纵韧带骨化时。这种手术较困难，常需在切除椎间盘同时行椎间植骨融合术。术后卧床 3 个月，然后在腰围保护下下地活动，术后 6 个月摄片复查，证实植骨愈合后可解除腰围自主活动。

（4）经腹入路腰椎间盘摘除术：又称前路手术。其优点是不损伤腰背部肌肉，不累及椎管，能很好地暴露椎间隙和椎间盘，完全切除病变椎间盘，可同时处理腰 4/5 和腰 5/ 骶 1 椎间盘，椎间盘切除后可植骨，保持椎间隙高度并能达到骨性融合。避免了损伤椎管内静脉，并可同时处理退行性腰椎滑脱。缺点是创伤较大，术后恢复时间长，术中可能损伤上腹下神经丛，也有可能损伤输尿管和髂总静脉等。

（5）前路腹膜外腰椎间盘切除术：与经腹入路椎间盘切除术不同的是其切口在腹部侧下方，入路在腹膜外，避免了对肠道的损伤。术后早期易发生肠麻痹，可注射新斯的明 0.5 毫克，每隔半小时重复 1 次，共 3 次。

（6）腰椎间盘切除的显微外科手术：显微外科手术是一种极度保守的腰椎间盘手术，该手术的操作完全在手术显微镜下用显微外科手术器械进行。手术的适应症与其他手术方式相同。切口只需 3 厘米，只切除黄韧带，不切椎板和关节突，可更轻柔地操作，减少损伤的机会，手术约需 35 ~ 45 分钟，平均住院 3.1 日，4 ~ 6 周即可恢复工作。

（7）中央型腰椎间盘摘除术：中央型腰椎间盘突出常在压迫神经根的基础上压迫马尾神经而致马尾神经麻痹，因此，手术要求取出椎间盘组织，解除马尾神经压迫。手术方法可分硬膜外和硬膜内两种。这种手术方法要求椎板摘除多，对术后的腰椎功能影响大，有可能致腰椎不稳而慢性腰痛。

（8）腰椎间盘假体置换术：作为腰椎关节重要组成部分的腰椎间盘发生病变或突出，在切除后难免出现椎间隙狭窄、腰椎不稳、腰痛等，为避免出现这些问题，就有了椎间盘假体置换术。在摘除椎间盘后置入用金属、硅胶或亲水膨胀性物质制成的假体，以代替椎间盘的功能。目前这种手术方法还存在许多不足之处，但毕竟为腰椎间盘突出症的治疗开辟了

新的途径，这种椎间关节的置换术也将同其他人工关节的置换术一样日臻
完善。

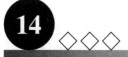

腰椎间盘突出症的手术治疗可能出现哪些并发症？

　　腰椎间盘位于腰椎之间，手术过程中要暴露突出的椎间盘需经过皮
肤、腰大肌、腰方肌、椎弓根、小关节、神经根等组织，若操作不当可能
出现一些并发症，常见的并发症有：

　　（1）椎间盘感染：约有 1% 左右的感染率，预防的方法是严格无菌操
作，动作轻柔，尽可能减少腰背部软组织的损伤；认真止血，减少血肿形
成；对二次或多次手术的病人，由于局部瘢痕组织多，血运差，在术前
1 ～ 2 日全身应用抗生素预防。如果发生感染，应用抗生素治疗约 1 个月
左右可愈，严重的需再次手术治疗。

　　（2）血管损伤：大血管损伤极少见，主要发生于后路手术过程中。预
防的方法是熟悉腰椎局部的解剖关系，用髓核钳挖取突出物时，要掌握好
深度，适可而止，一旦有大血管损伤，要及时手术探查，修补血管，挽救
生命。

　　（3）神经损伤：神经根牵拉时间过长或用力过大，可造成神经根缺
血，导致神经失用。当椎间盘突出在关节突深面或伴有侧隐窝狭窄时，常
需将关节突切除，此时用咬骨钳或骨凿切除关节突时，要密切注意神经的
位置。手术中如出现静脉出血，应用明胶海绵压迫止血，切不可在椎管内
用电凝止血，避免损伤邻近的神经根或马尾神经。如果在脊髓麻醉时椎管
内麻醉药物局部浓度过高，可损伤神经引起足下垂。

（4）脏器损伤：手术过程中单纯损伤脏器的很少，几乎均伴有血管损伤，如输尿管、膀胱、回肠、阑尾等。空腔脏器穿孔常致椎间隙感染，或继发腹膜炎。

（5）脊柱不稳：在腰椎间盘突出症手术后，有一部分人的坐骨神经痛消失而腰痛持续存在，其中一部分原因是脊柱不稳。主要见于椎板切除后的患者。严重者可行脊柱融合术，解决脊柱不稳所致的腰痛。

腰椎间盘突出症手术过程中虽可产生以上并发症，但只要认真预防，发生的机会是很少的。至于常常担心的手术会导致瘫痪的问题，大可不必多虑，几乎没有发生的可能，如果有了手术的指征，尽可以放心地进行手术。

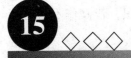

15 ◇◇◇◇

腰椎间盘突出症患者手术后有哪些注意事项？

腰椎间盘突出症患者在手术后腰椎的结构发生了较大的变化，随着这些结构的变化，腰椎的功能活动也要相应地注意协调。只有协调好这些变化，损伤的组织才能得到修复愈合，为适应将来更好的功能活动做好准备。

（1）充分休息：当突出的髓核及变性的椎间盘组织摘除后，周围的韧带、肌肉及保留的椎间盘组织需经历一个较长的修复愈合过程，其间结缔组织逐渐趋向于致密、稳定，但结构还没有完全正常。术后虽可早期离床活动，但在一定时间内仍需限制活动，要避免腰部急剧的前屈、后伸及旋转活动，避免搬扛重物及剧烈的运动，在术后复发的病人中大多数是由于活动过大、过早引起的。从术后卧床 – 起床行走 – 逐渐弯腰 – 慢跑 – 简单的家务劳动 – 办公室工作这个过程每一步大约需要 1 个月到 1 个半月的时间，可根据患者的自我感觉和锻炼的情况进行调整。

（2）适当锻炼：术后突出的髓核和变性的间盘组织摘除后，椎间隙变窄，会导致相邻椎间隙及小关节结构关系的继发改变，加速相邻椎间盘和小关节的退变。为防止腰椎不稳的发生或其他间隙的再突出，巩固手术疗效，重新建立脊柱的内外平衡，坚持腰背部肌肉的功能锻炼是十分必要的。锻炼可参考后面的预防部分，循序渐进地进行，腰、腹部肌群均需锻炼，一般从术后 3 周疼痛明显减轻后开始。

（3）佩戴腰围：病人在术后卧床 1 个月后起床时一定要用腰围固定腰椎，减少躯干重量对椎间盘的压力，有利于椎间盘和小关节的恢复。一般在手术 3 个月后可逐渐减少用腰围的时间，在活动幅度较大时用，行走时可解下。约 5 个月后完全去掉。如果 X 线片上发现有腰椎失稳的现象，伴有久坐后腰痛、腰部后伸疼痛时，可使用腰围直至症状消失。

（4）对症治疗：如病人在手术后遗留一些腰部不适或劳累后酸痛等症状，或椎管内病变解除后，原来是次要症状的椎管外病变，如第三腰椎横突综合征、腰背部肌筋膜炎、腰部棘间或棘上韧带损伤等成为主要矛盾。此时可采用局部封闭、理疗、外用中药及柔和的推拿手法等治疗，切忌重力的推、扳及旋转手法。因患者有可能在手术中切除了部分或大部分小关节，过重的手法可能导致腰椎失稳，甚至滑脱等后果。另外，手术中损伤的毛细血管难以完全恢复，局部血液循环较差，术后会有怕凉的感觉，患者应注意保暖，避免受凉。

16

◇◇◇

重度椎管狭窄的患者一定需要手术治疗吗？

腰椎间盘突出症突出物在矢状位上测量，也就是通常说的突出大小一般在 3 ～ 9mm 之间，对于突出超过 10mm 的患者一般称之为"巨大突出"。笔者在 2002 年曾报道一例突出 14mm 的患者，近几年来又陆续发现了 3 例巨大突出患者，并于近期对他们进行了随访。按照一般临床思维规律，这四例巨大突出患者必须行手术治疗，否则无法正常生活。随访的结果大大出乎我们的预料，1 例髓核溶解治疗后效果满意；1 例手术基本满意，但生活质量较差；2 例没有行手术治疗的患者均对现状满意，能胜任一般办公室工作和家务劳动，偶尔有发作腰腿痛病史，经休息或保守治疗后缓解。下面分别报道如下：

患者 1：男，27 岁，公务员，因腰及右侧下肢放射性疼痛 4 个月，加重 2 个月入院。患者活动明显受限，放射性疼痛至足跟，伴有下肢麻木，平卧及咳嗽时疼痛明显加重。查体：腰椎呈后凸畸形，以第三腰椎椎体为中心向左侧弯，腰 5/ 骶 1 椎旁有明显压痛，直腿抬高试验右侧 40°、左侧 70°，右侧伸拇力下降，双侧屈拇力相等。腰椎 MR 示：腰 5/ 骶 1 椎间盘向后突出约 14.0mm，突出间盘呈长 T1、短 T2 信号，压迫相应水平硬脊膜囊变形，椎管明显狭窄，椎管矢状径为 4.0mm。患者在我科行牵引整复术 3 次，未见明显效果，转入疼痛科髓核溶解治疗治愈出院。现腰及双侧下肢平时无明显不适，阴雨天腰部酸痛，可从事一般体力劳动。

患者 2：男，26 岁，通讯工程师，腰及双侧下肢放射性疼痛、麻木 2 个月，腰部活动明显受限，不能平卧。查体：腰椎生理曲度可，腰 4/5、腰 5/ 骶 1 椎旁有明显压痛，直腿抬高试验右侧 10°、左侧 0°，双侧伸拇力下降，双侧屈拇力下降。腰椎 MR 示：腰 4/5 椎间盘向后突出 5.0mm，腰 5/ 骶 1 椎间盘向后突出约 16.0mm，突出间盘呈长 T1、短 T2 信号，压迫相应水平硬脊膜囊变形，椎管明显狭窄，椎管矢状径为 2.0mm。行手术治疗 4 个月，现仍有腰骶部酸痛感，下肢疼痛麻木感消失，不能久坐久立。

患者 3：男，43 岁，公司职员，腰及左侧下肢放射性疼痛、麻木 4 个月，腰部活动明显受限，平卧、咳嗽时疼痛加重明显。查体：腰椎生理曲度变直，腰 4/5 椎旁有明显压痛，直腿抬高试验右侧 50°、左侧 30°，左侧伸拇力下降，双侧屈拇力相等。腰椎 MR 示：腰 4/5 椎间盘向后突出 14.0mm，突出间盘压迫相应水平硬脊膜囊变形，椎管明显狭窄，椎管矢状径为 2.0mm。外科医师多次建议行手术治疗，但患者拒绝手术，卧床休息、外用膏药、针灸治疗 2 个月后疼痛基本缓解出院。三年后随访现无明显疼痛感，阴雨天偶有腰部酸痛，劳累后加重，能胜任一般体力劳动。

患者 4：女，37 岁，公务员，发作性腰及右侧下肢放射性疼痛 3 年，3 个月前劳累后发作疼痛加重。查体：腰椎生理曲度变直，腰 4/5 椎旁有明显压痛，直腿抬高试验右侧 20°、左侧 50°，右侧伸拇力下降。腰椎 MR 检查结果如下：腰 4/5 椎间盘向后突出 14mm，椎管矢状径 5mm，硬膜囊明显受压。经推拿、针灸治疗一周后疼痛明显缓解，现随访自述腰骶部无明显疼痛，能开车并胜任公务员办公室工作。

讨论：腰椎间盘突出症是一种常见病、多发病，发病机理主要是纤维环在外力下破裂，髓核从破口处突出，压迫硬脊膜囊或神经根而产生一系列的症状。临床常见的腰椎间盘突出症病人一般突出在 3.0 ～ 9.0mm 的范围内。突出物的大小与症状的严重程度并不成正比关系，与患者本人的椎管及椎间孔的空间大小有关，硬脊膜囊和神经根的受压程度及神经根的炎症水肿程度直接决定了患者的症状表现。这四例患者椎间盘突出范围在 14.0 ～ 16.0mm 之间，导致椎管矢状径只有 2.0 ～ 5.0mm，比较罕见。

从这四例患者的发病年龄来看，均处于 25 ～ 45 岁的壮年期，髓核饱满，内部张力较大，一旦纤维环破裂髓核突出较大。

从治疗方法及预后分析，按照一般规律，这四例患者突出巨大，对硬膜囊和神经根的压迫较重，必须行手术治疗切除突出物才能解除症状。这四例患者中，只有 1 例行手术治疗，1 例行髓核溶解术，2 例保守治疗，疗效均基本满意。人们常常把腰椎间盘突出症所出现的腰腿痛等神经损害归为突出椎间盘的机械压迫。但临床工作常常面临这样的问题：轻度的椎间盘出可造成明显的腰腿痛，而重度的突出有时却仅有轻度的临床表现；有时手术解除压迫因素后，临床症状无明显改善，甚至反而加重；采用抗炎治疗可使许多患者的临床症状明显缓解，但压迫继续存在；部分没有任何症状的成年人影像学检查却发现有明显的椎间盘突出。近年来研究表明，在麻木、根性疼痛等神经行为的改变中，炎症损伤起了更加重要的作用。因此，在临床治疗过程中，对炎症的治疗应强于解除压迫的治疗，炎性反应或者说与压迫有关的炎性反应是导致腰突症患者症状的主要原因。

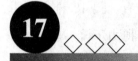

患者自己如何评价手术治疗的效果？

　　腰椎间盘突出症患者评价治疗的效果多以症状减轻的程度评价；也有的人以症状轻重及是否恢复原来的工作评价；还有的以神经功能的恢复情况评价。疗效很难客观地评价。笔者认为，疗效标准应根据两种情况区分：第一种是没有神经损伤或神经损伤较轻的，另一种是神经损伤较重的。

　　第一种：

　　优——疼痛消失，行动跑步无障碍，恢复原有工作。

　　良——疼痛基本消失，行动跑步虽无障碍，但过重活动有轻度疼痛与不适，恢复原有工作。

　　进步——疼痛减轻一半，行动及跑步轻度障碍，难以胜任原有工作。

　　差——症状无明显改善，不能恢复原有工作。

　　差肯定属于不及格的范围，而有人将进步归为有效的范围，是不合理的，因为患者对这种"进步"是不满意的，医生也难以满意。

　　第二种：

　　优——疼痛消失，行动跑步自如，恢复原来工作，肌力恢复，感觉区域正常，跟膝反射存在，大小便功能正常，这种病例可能少一些。

良——疼痛消失，行动跑步自如，恢复原来的工作，肌力减弱，感觉区域仍有减退，跟膝反射减弱，大小便功能障碍改进。

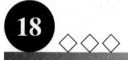

腰椎间盘突出症能"根治"吗?

腰椎间盘突出症能根治吗？这是每一个腰椎间盘突出症病人要问的问题，也是每一个医生难以回答的问题。所谓"根治"，应该是治愈后不会再复发，这是每一个受到腰椎间盘突出症折磨的病人的共同心愿，能不能根治呢？让我们从腰椎间盘突出症的发病与治疗的机理来分析一下。

腰椎间盘突出症根据突出的程度可分为膨出、突出和脱出，无论是哪一种类型，都有不同程度的纤维环破裂，髓核从破裂处外突出。这种纤维环的破裂在躯干重量的压力下，只有很少一部分能愈合，大多数无法很好地愈合而长期存在。当突出物对神经根、脊髓或局部神经形成压迫时，发生炎症水肿而产生一系列的症状。保守治疗时用手法促使突出物变位或复位，解除突出物对神经根的压迫，逐渐消除神经根的炎症，临床症状缓解，达到了临床治愈的目的，但无法对损伤的纤维环进行修复，椎间盘再次突出的根本原因仍然存在，很难达到患者要求的"根治"的目的。手术治疗把突出物摘除，表面上似乎突出的原因解除了，但手术所造成的小关节损伤、椎体不稳等又形成了新的突出的原因，也难以达到"根治"的目的。因此，腰椎间盘突出症发作后从发病与治疗的机理来看要想"根治"的可能性不大。但如果能在临床治愈，症状消失后不再复发，从临床的角度讲也就不须"根治"了。

从这几年来的临床经验看，临床治愈是完全可以达到的。

腰椎间盘突出症发病的最初原因是腰肌劳损，对腰椎的加固作用减弱，难以有效地分解承担来自外界的突然压力或扭转力，致使腰椎间盘的受力增加，容易发生椎间盘突出。从这个角度讲，如果加强了腰肌的锻炼，使腰部肌肉力量加强，对腰椎的加固作用明显增强，即使纤维环有点破裂，也能够承受较大的外力，不发生椎间盘的突出。因此，在腰椎间盘突出症发病后要做到"根治"，只有加强腰部功能锻炼，加强肌肉的力量，从根本上去除突出的原因。

腰部功能锻炼的方法除医疗体育外，可以适当地参加登山、跑步、游泳等。球类运动要在腰部症状消失 1 年后逐渐进行。根据自己的适应能力，选择合适的锻炼方法，自己"根治"自己的腰椎间盘突出症，重新享受健康美好的人生。

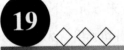

未来怎样治疗腰椎间盘突出症?

随着科学技术的发展，人类治疗腰椎间盘突出症的方法在不断地改进，尤其是近十几年来，伴随着 CT、磁共振在临床的应用，大大提高了腰椎间盘突出症的诊断符合率和治愈率。器械及药物的发展，使新的治疗方法不断出现，如三维牵引治疗、经皮穿刺治疗、髓核溶解疗法等等。现在科学的发展正越来越快，未来会怎样治疗腰椎间盘突出症呢?

（1）推拿牵引：推拿和牵引治疗痛苦小、费用少、方法简单、安全性好、无创伤，对于治疗腰椎间盘突出症有着其他疗法无法比较的优点。无论是现在还是未来，都是腰椎间盘突出症患者的首选疗法，一般约90%的患者可经过推拿牵引治疗痊愈。

（2）激光介入疗法：该技术是在电视屏幕的监控下，由主治医生将激光半导体纤维沿穿刺针送入到病变椎间盘的中央部分，根据病人体重计算出激光治疗量，开动仪器，椎间盘的髓核部分在大功率激光照射下瞬间发生气化，当用注射器将气化后的气体抽出减压后，向外突出的椎间盘随即回缩复位，从而解除突出的椎间盘对神经根的压迫，达到治疗目的。该疗法创伤小，疗效确切，国内已经有医院开始开展这项技术，预计未来十年内将得到广泛应用。

（3）基因治疗：最新研究成果表明，人类在出生时就在 DNA 上存在着疾病的基因片段，在一定条件下可引起相关器官或组织的病变，腰椎间盘突出症同样如此。在腰椎间盘突出症发病前或发病后可通过修改导致该病的基因片段，来预防或治疗腰椎间盘突出症。随着生物遗传工程的发展，将逐步发现致病的基因并修改它，这将是一种近乎完美的治疗方法，可真正"根治"腰椎间盘突出症。

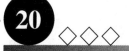

20 ◇◇◇ 新兴的腰椎间盘突出症手术——椎间孔镜微创手术

目前，腰椎间盘突出症多采取传统的开窗手术，其对腰背部肌肉产生一定的创伤，多数患者因顾虑较多而不愿接受手术，致使病情拖延。为满足患者以最小的创伤获得最佳疗效的愿望，现代临床开展一种国际先进的椎间孔镜技术，为腰椎间盘突出症患者的治疗开辟了新的途径。

首先，我们来了解一下什么是椎间孔镜手术？椎间孔镜脊柱微创技术是指从病人身体脊柱侧方或者侧后方进入椎间孔，通过在椎间孔安全三角区、椎间盘纤维环之外，彻底清除突出或脱垂的髓核和增生的骨质来解除对神经根的压力，解除由于椎间盘突出压迫引起的神经根水肿和无菌性炎症。特殊设计的椎间孔镜和相应的配套脊柱微创手术器械、成像和图像处理系统以及双极电凝、臭氧治疗仪，共同组成一个脊柱微创手术系统。

椎间孔镜手术是目前安全有效的一项技术，也是现代医学临床新兴起的一项前沿技术。椎间孔镜技术通过椎间孔途径进入，内窥镜下直视操作，各相关解剖结构如椎间盘、纤维环、后纵韧带、硬膜囊、神经根等均层次清楚地呈现于屏幕上，安全性高，手术彻底，是目前最微创、最安全、最经济的技术；同时，该技术还在快速地发展中，目前已大量扩展应用于人工椎间盘和人工髓核的置换、椎间孔镜下的融合并配合经皮技术进行内固定、脊柱结核微创治疗以及颈椎椎间孔镜微创治疗等新领域，其临床疗效和学术价值吸引着越来越多的骨科大夫专注于该技术的拓展。

椎间孔镜手术的优势：

（1）微创：避免传统手术对椎管和神经的干扰，不破坏椎板、肌肉和韧带，不影响脊柱稳定性。

（2）适应症广：能治疗大多数类型的椎间盘突出症。

（3）美观：手术创口仅 0.7 ～ 37.5px，符合现代美学观点。

（4）安全性高：手术采取局部麻醉，术中能与病人互动，不伤及神经和血管，基本不出血。

（5）术后恢复快：术后次日可下床活动，平均 4 周可恢复正常工作。

（6）费用低：无需内置物，减轻病人经济负担和医保负担。

21

◇◇◇

应怎样看待广告宣传所说的"一秒钟治愈"？

近些年来，有人发布治疗腰椎间盘突出症的虚假夸大广告，说什么"一秒钟治愈"，我们应怎样看待这些诱人的广告呢？

　　我们知道腰椎间盘突出症从发病到治愈有其固有的生理、病理过程，纤维环破裂、髓核突出、神经根受压、水肿等病理变化要在"一秒钟"内治愈，是根本不可能的。即使是最有效的治疗，要达到临床症状消失，也需要经过突出物复位或变位、神经根炎症水肿消失、神经功能恢复、腰部肌肉韧带炎症恢复等过程，这个过程最短也需要 5 ～ 10 天的时间，因此，"一秒钟治愈"是根本不可能的。

　　有的医疗机构采用"瞬间牵引"的方法治疗腰椎间盘突出症，这种方法的关键在于利用瞬间大剂量牵引促使突出物复位或变位，缓解突出物对神经根的压迫，这个治疗过程可能会在几秒钟内完成，如果这种治疗方法被某些医疗机构宣传为"一秒钟治愈"的话，往往会对患者形成误导，忽视了牵引后的恢复、锻炼过程。总之，无论广告怎样宣传，我们应有一个清醒的头脑，以科学的态度慎重选择治疗方法，争取以最短的时间、最少的痛苦、较小的经济代价治好腰椎间盘突出症。